U0222364

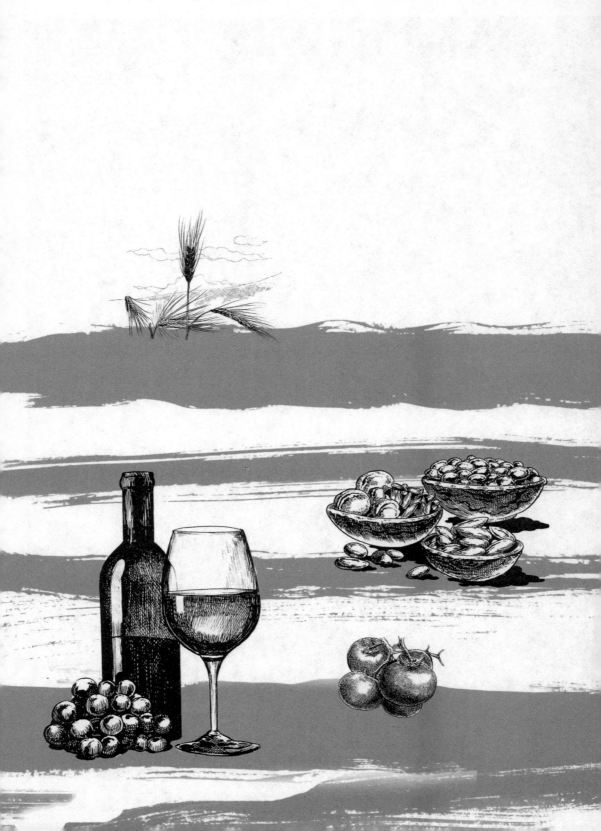

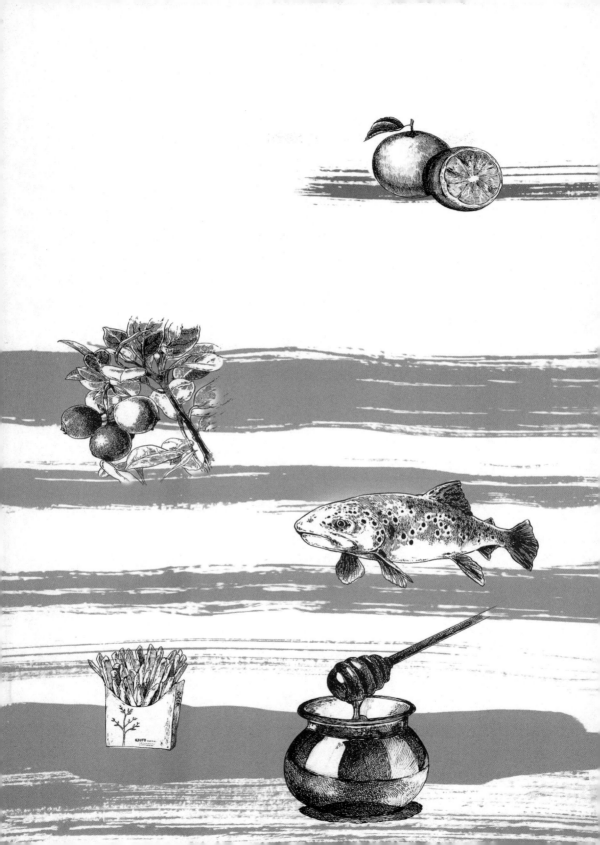

让你大吃一惊的科学

谁说咖啡有害健康

专家告诉你64个饮食真相

【美】罗伯特·戴维斯(Robert J. Davis)◆著

陈松筠　黄燕祺 ◆译

上海科技教育出版社

图书在版编目(CIP)数据

谁说咖啡有害健康:专家告诉你64个饮食真相 /(美)戴维斯(Davis,R. J.)著;陈松筠,黄燕祺译. —上海:上海科技教育出版社,2015.8(2022.6重印)

(让你大吃一惊的科学)

书名原文:Coffee is good for you

ISBN 978-7-5428-6291-4

Ⅰ.①谁⋯　Ⅱ.①戴⋯　②陈⋯　③黄⋯　Ⅲ.①饮食营养学-普及读物 Ⅳ.①R155.1-49

中国版本图书馆 CIP 数据核字(2015)第 168621 号

献给埃米莉

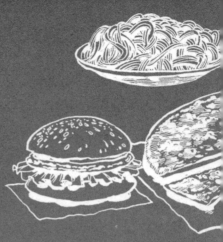

目录

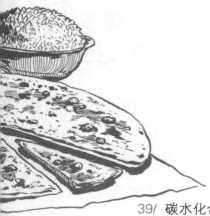

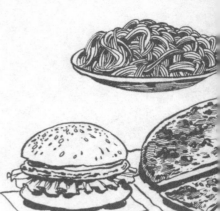

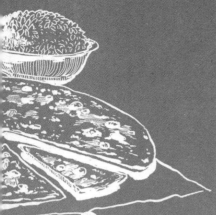

前言

用科学避免饮食误区

食物原本是生活中最单纯不过的享受,但人类进食时的焦虑不安却远甚于其他活动。这也难怪;我们总是被告诫吃什么东西才健康,怎样吃才会变瘦,如何烹煮才安全,还有许多我们应该避之唯恐不及的化学物质与添加剂。种种顾虑绝对能让人消化不良。

关于食物的争论由来已久。1910年,《华盛顿邮报》发表一篇文章批评当时流行的饮食法与营养观念。"所有事情里," 文章写道,"饮食是最容易滋生出各种荒谬说法的领域。"

为了更正视听,该文提出某位医师的看法,列了39条"错误的饮食观"。这些所谓的错误的饮食观包括:

- 糖果和糖分对人体有害
- 有菜茎和菜叶的蔬菜富含营养
- 每餐的进食时间应该超过30分钟
- 普通美国人吃得太多了

结果这位专家认为,糖是"最便宜又最好的养分之一",像芹菜与西兰花等蔬菜缺乏营养,"悠闲地进食"有害健康,还有很多美国人其实吃得太少。呃,我猜根据这些逻辑,许多经常狼吞虎咽速食快餐,并且从来不碰西兰花和菠菜的人应该是健康模范。《华盛顿邮报》如果只列出所谓的"荒谬说法",对读者的帮助或许要大得多。

和100年前相比,今时今日要区分谬论和可靠说法变得更加困难。在近期一项美国食品药品监督管理局(FDA)所做的民调中,超过2/3的美国人同意"坊间太多健康饮食建议,我无所适从"的说法。关于饮食的信息从四面八方铺天盖地地袭来, 它们来自新闻媒体、

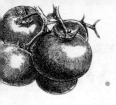

食品公司、卫生团体、政府机构、社会名人、饮食书籍作者，当然还有网络。网络让每个自认为专家的人靠几个关键词就能接触到世界各地的观众。

这些饮食建议通常互相矛盾到令人发指的地步。咖啡对健康有害；不，等等，咖啡是好的。纤维能预防大肠癌；不，纤维不能。脂肪会造成肥肉；不对，是碳水化合物会造成肥肉。照着政府建议的食品金字塔用餐；算了吧，看看就好。诸如此类，不胜枚举。

如果你不知道该相信什么，那么恭喜你选择了一本正确的书。在本书中，我会以深入浅出的方式一一检视目前流行的饮食法和营养主张。

身为健康方面的记者，我一直想写这样一本书。不管在家里或外面，演讲或聚会时，经常有人询问我有关饮食和健康的问题。每次和朋友家人聚餐，到最后一定会有人拿出个盒子或罐子，当面问我里面的某种成分到底适不适合食用。

具讽刺意味的是，在这个人们对食物越来越感到困惑的年代，其实营养科学家对养分的了解正达到历史颠峰。过去数十年营养学的发展日新月异，科学家们发现了许多关于健康的知识。为何有如此落差？首先，我们通常接触到零星片段的健康和饮食知识，容易造成误解。现代人主要的健康观念来源是媒体，但媒体报道多半只截取科学研究的一小段落。就像是我们只看到拼图的一小片，根本不知道这片拼图和其他拼图的关联有多大，关联是什么，甚至不知道整个拼图的内容。

同样，单凭一份医学研究报告并不能作出正确的结论。比方说，有一份医学研究显示枣干(也称为加州梅)会让你的耳朵下垂，这并不见得就是真的。但是如果媒体报道的口气肯定，但却没有提供相关背景资料，我们可能最终就相信枣干对身体有害。

然后，当另一个研究发现枣干其实无害时，我们觉得困惑又沮丧，科学家们怎么这么举棋不定。问题并不是源自科学或科学家，而是人们对于科学的错误解读——我们只看到一片拼图就妄下结论。

知识传播者选择性地采用科学证据也是造成困惑的根源之一。很多告诉大家该怎么吃和该吃什么的人背后都有目的：可能是销售产品、推广减肥方案，或只是想引起注意。于是他们特意挑选某些医学研究来加强自己的论述。一家打算推销热带水果饮料的公司,可能会宣称该饮料的成分经过实验后证实可以帮助减肥。听起来很有说服力,但是你不知道受试对象其实是一群胖老鼠,因此这些成分可能对人体减肥无效。

在这本书里我会带着你看穿那些零碎的资讯及其背后的目的,详细并且客观地告诉你科学界对于我们常听到的说法到底怎么看。你可以把我当成营养裁判,铁面无私地评估各种说法,道出利弊。我的判断功力则来自于流行病学与生物统计学的正统学术训练,还有超过20年的营养健康方面的记者生涯。

我选择的是生活中最常被询问的问题与建议。虽然这本书无法回答一切关于健康和饮食的问题,我希望至少解答了读者大部分的疑惑。我也相信许多答案将会出乎你的意料。

科学金字塔

在我开始解释自己如何做出结论之前,先概述一下各种形态的医学研究。虽然这一段会略为枯燥,但请耐心看完。有了这些知识才能理解研究成果的意义何在。简单了解科学报告的定义,不仅能让你更了解我是如何得出书中结论的,也让你自己有能力判断关于食物与营养的各种说法是否可信。科学研究实验有很多不同形态,有一些的可靠度较高。事实上,我们可以根据研究证据的完整程度,把各种科学研究排成一座金字塔。越往上走,研究结果越能提供确定的答案。现在我就由下往上一一介绍。

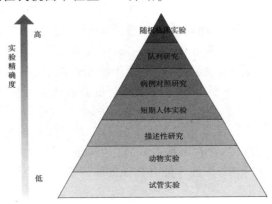

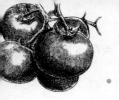

试管实验：又称为体外实验，这些实验用的是人体或动物的细胞或身体组织。试管研究适合用来发展新的假设或是解释关于人体的发现。但是就算证明了实验物质会对细胞产生作用，也完全不等于该物质会影响到人体的健康。

动物实验：和试管实验一样适合用来发展新的假设。动物实验也适合用来测试可能有毒的物质，因为故意在人体上测试有毒物质有违道德。但必须小心使用动物实验的结果，实验室里的小白鼠毕竟不是人类，对鼠有害（或有益）不代表对人体有相同的作用。

描述性研究：详细描述特定族群或个人的特征，但有许多不同的形式。例如人口研究会比较不同地区的居民，试图找出是否是某些饮食习惯（如脂肪摄取量）造成疾病发生率的不同。横断面研究则只看某一特定时间点上单一族群的饮食习惯和发病率。描述性研究可以看出两件事情是否相关，但无法看出其中的因果关系。或许研究中没有描述到的因素才是造成事件相关的主要原因。

短期人体实验：该实验会要求受试者食用所要研究的食物。经过数小时、数天或数星期后，研究人员测量特定的指标，如血液中某些物质的浓度是否发生变化。有时候还会有未食用这种食物的对照组。虽然短期人体实验能够明显看出食物对疾病的影响，但被视为初步研究。人体某些数据发生短期变化并不表示疾病发生率必然上升或下降。

病例对照研究：相对快速并且成本低的研究方式，可用来检测上述几种实验所发展出来的假说。研究人员先筛选出两组相似的团体，但是第一组（实验组）的成员处于特定情况，第二组（对照组）则反之。接着研究人员开始探究受试者过去的饮食习惯，看是否有相异之处可以解释为什么一组健康、一组生病。病例对照研究可以看出关联性，但不能证实因果关系。还有一个可能的问题是人们不见得清楚记得自己的饮食习惯。或者，这两组成员其实不如研究人员所预期的那样相似，因此可能有其他的原因造成实验组成员的疾病。

　　队列研究：队列研究和病例对照研究相反，首先选定健康的对象，然后开始观察未来发展。研究人员问清楚研究对象的饮食习惯，接着展开长达数年的追踪，看哪些对象罹患所研究的疾病，哪些对象没有。虽然队列研究无法解释因果关系，但是规模够大并且设计完善的队列研究能提供强有力的间接证据。目前许多已知关于健康和饮食的知识，都来自于大型长期的队列研究，如由哈佛大学研究人员所主持的护士健康研究计划。

　　随机临床实验：最顶级，也是唯一能解释因果关系的研究实验。随机地分配或不分配某种特定的食品给受试者。如果测试的主题是营养补充品，受试者可能拿到营养补充品或安慰剂。接着长期观察（通常为期数年）两组成员，看有无不同的结果。虽然随机临床实验用来测试营养补充品的效果很好，但如果测试的是饮食方法，效果就可能打折，因为一般人不一定总是吃所规定的食物。由于成本和复杂度，通常不会用随机临床实验来测试一般食物或饮食习惯。另外，任何有疑虑会伤害人体的物质也不能使用此实验方法，因为要求受试对象服用有疑虑的成分有违规范。

　　有一种研究方法没有出现在金字塔中，叫做"系统性回顾"。系统性回顾针对的是单一主题，它研究所有相关的实验证据进而得出结论。简单说，这就好比找出每一片拼图，然后试着拼凑出全貌。有时候系统性回顾会用到"荟萃分析"，一种从不同研究实验汇集数据的技术。虽然系统性回顾同所有实验一样有发生偏差或错误的可能，但是做得好的系统性回顾可以非常有效地评估出实验证据的总体质量和强度。

信心指数表

　　关于饮食与健康的研究结果从来就不像基因研究那样清楚明白。而且前述金字塔里的所有研究方式，包括随机临床实验，都有不足之处。然而，适当地解读研究实验就能很好判断一个说法是否可信。

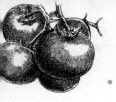

因此,我仔细地看过相关实验研究,替每种说法下一个信心指数,告诉你科学证据怎么说。信心指数共分四级:

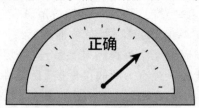

正确

这表示该说法可信度高,有来自至少数个随机临床实验或大型队列研究的证据支持。整体来说,各种实验的结果大致相同。

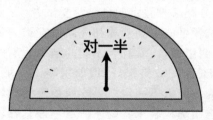

对一半

这表示该说法只对了一半,其中有一部分的确有证据支持。比方说这种说法在特定情况下对特定的人确实是真的,但总体而言还是误导了一般民众。

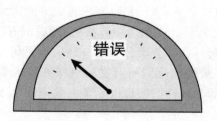

错误

这表示现有证据并不支持该说法,因此不可信。支持的证据可能微乎其微或者根本没有。如果有许多相关实验,那么大部分的实验结论,尤其是金字塔顶端的实验,都和该说法抵触,或是彻底驳斥了该说法。

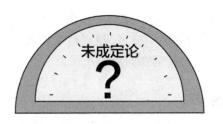

未成定论

　　这表示还处在科学的灰色地带。总体来看,各项实验的结果不一致,或者金字塔中段的实验有足够的证据支持该说法,但是不足以构成绝对信心。

　　当你阅读我对每一条说法的评论时,请记住下面几件事:

　　研究资金从哪儿来。越来越多的饮食和营养研究是由食品公司、农场、减重机构、超市等赞助出资。公司出钱不一定表示研究结果不可信,但是研究结论受到赞助者立场影响的可能性的确比较大。举个例子,某项研究分析了关于汽水、果汁、牛奶的多项实验计划后发现,受到特定产业赞助的研究,比较容易做出有利于该公司产品的结论。因此在引述研究计划时,我尽可能地采用由中立单位赞助的实验,诸如国立卫生研究院。

　　这些食品对人体的作用一般不大。研究实验通常是评估相对风险率。比方说,一个队列研究的结论是相对风险率为2,那表示食用X食物导致得到Y疾病的概率增加为两倍。一般营养实验的相对风险率都小于2,可以说相当小(比较起来,吸烟之于肺癌的相对风险率是23)。相对风险率小并不表示食物对人体的潜在伤害不重要,只不过一般而言伤害有限。我在书中很少提到相对风险率,因为读者还是无法得知真正的风险(两倍于什么?),而且容易错误解读。

　　左右摇摆不见得是坏事。有时候,我们不断听到咖啡、鸡蛋或脂肪这些东西对人体有害,然后过几天又听见其实不必担心,真的是令人气恼。有时候,这是因为我们只听见某一个研究实验的内容,或是像我之前提及的对实验结果的错误解读。但有些时候则是因为科

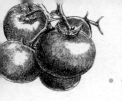

学家的确有了更新、更进一步的发现。仔细想想，每一个科学领域都是如此：持续拓展人们的知识领域，越来越接近真相。因此，本书的部分内容也可能被未来新的实验结论所推翻。

我不过是个裁判

在几年前的一场演讲上，一名年轻女听众举手向我咨询她正在服用的营养补充品。我告诉她目前的实验证据不足，而且已知的结果看来也并不支持该食品；她的脸色明显一沉。显然，这不是她想听到的答案，于是最后她说："嗯，我其实不相信这些研究实验。"

科学研究当然不可能完美。证据不足也不表示理论一定是错的，很有可能经过更多实验之后，这名女子笃信的营养品效果终于获得证实。不过，现代科学研究仍然是饮食和营养领域中区分信念和事实的最佳工具。如果我们不采纳科学结论，那只能依赖信念、直觉、谣言，像是100年前那位专家在报纸上发表的看法。后者的可信度如何一目了然。

我的目的是帮助读者活用科学研究，替自己和家人作出明智的决定。我就像裁判一样尽可能地作出公平正确的评论。但我毕竟不是裁判，没有强迫别人执行的权力。你才是决定是否采纳我意见的人。当你忍不住像那位女听众一样想拿食物砸我的时候，可别忘了你才是作决定的人啊！

第一部分

搞定饮食习惯才能享受健康

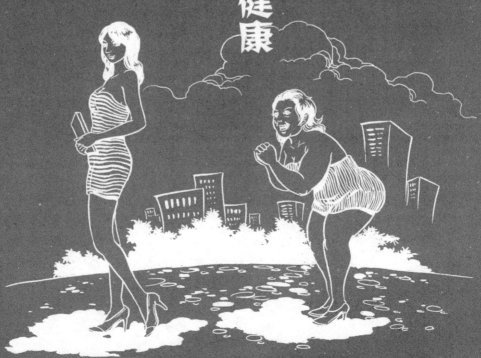

众说纷纭的各类健康或减重饮食法,到底哪项才正确? 使用微波炉烹饪食物安全吗? 转基因食品能吃吗? 瓶装水真的比自来水干净吗? 这里将告诉你真相。

素食比其他饮食更有益健康?

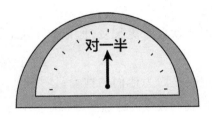

科学证据告诉你:对一半

作为一名 19 世纪的饮食改革斗士,西尔维斯特·格雷厄姆不是位热衷于性事的人。他认为性会导致身体衰弱,因而倡导素食饮食,作为一种降低性冲动的方法。但如果格雷厄姆地下有知,可能会更忐忑难安,因为在 2009 年美式足球超级碗比赛期间,他的素食主张的继承者们试图播出一则电视广告,宣扬素食者享有更好的性生活。

这个由善待动物组织推出的广告呈现的是衣着暴露的模特们,嗯,从南瓜、芦笋和西兰花非食用部位得到乐趣(我并不是指用吃的方式)。美国全国广播公司以内容太露骨为由拒绝播出这则广告。看来,审查员们没有注意到所有那些伟哥广告和电视上的许多节目内容。

把品位问题放一边,这则广告主要的缺点是:真相并非如此。并没有直接证据指出素食者有较棒的性生活。至于善待动物组织和其他人关于不吃肉会更健康的说法,的确有几分正确。

科学的验证与研究

对于素食者的健康信息,大部分来自针对英国和德国的受试者以及美国加利福尼亚州基督复临安息日会的受试者的队列研究。这些研究一致表明,素食者往往比非素食者更精瘦,除罹患心脏疾病的概率较低,他们罹患糖尿病的风险也比较低。

担心素食者会缺乏蛋白质和铁质是没有根据的,这就如同担心他们会因吃素而骨质疏松。研究表示,如果摄取足够含钙质食物,素食者的骨折风险并不会较大。虽然素食者(尤其是那些不吃所有动物产品的素食者)

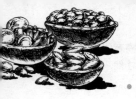

可能很难获得适量的钙质、维生素 B_{12} 和其他营养物质,但若通过适当的饮食规划还是可以获得足够钙质。

至于素食是否对你更有益处,取决于将之与什么相比。例如,英国的研究表示,相对于肉食者,素食者罹患癌症率较低,但并没有低于那些吃鱼的人。同样,素食者往往比那些摄取标准西式饮食者更长寿,但他们不见得活得比具有健康意识的非素食者要久。

这就引起另一个问题:素食者更健康主要是因为他们的饮食,还是他们的整个生活方式要比一般人来得健康呢? 我们很难区分这些因素。

然而,另一个疑问是如何定义我们所指的"素食者"。除回避肉类,素食者也因他们吃的东西而有所区分,把他们全部混为一谈可能会产生误导。举例来说,一个主要饮食是豆类和蔬菜的素食者与偏好甜甜圈及炸薯条的素食者,饮食条件完全不一样。

你可以发现素食者分为:完全不吃动物性来源食物的全素素食者,以及那些吃鱼(鱼素食者)和鸡肉(鸡肉素食者)的素食者。也有素食者的饮食包含蛋类(蛋素食者)或乳制品(奶素食者),以及蛋类和乳制品两者都吃的蛋奶素食者。

我们不要忘记那些在善待动物组织广告中的模特,她们使用蔬菜的模式又是另一类型的素食者。我不知道她们是如何被称呼的,也许叫做性素食者?

动物来源的蛋白质中含有全部 8 种人体必需氨基酸(意指那些我们的身体不能自行合成的氨基酸),而植物性食物通常缺乏一种或一种以上的人体必需氨基酸。这就是为什么不吃动物性产品的人需要从不同植物性来源,如豆类、坚果和米饭中摄取所谓的互补性蛋白质。但与以往的建议相反,我们并不需要同时食用这些食物。

地中海饮食对你有好处吗？

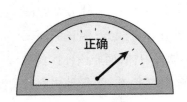

正确

科学证据告诉你：正确

准备好要参加"危险边缘"益智问答游戏吗？问题如下：地中海饮食与中国书法、马达加斯加岛的木刻和非洲俾格米人的复调音乐之间的共同点是什么？正确的答案即将为你揭晓。

尽管我们之中的许多人愿意相信，但是地中海饮食不包括达美乐比萨跟男厨牌①意大利饺。相反，地中海饮食指的是在克里特岛和意大利南部以及周边地区居民50年前吃的东西：大量的蔬菜、水果、豆类、坚果、种子、全谷类和橄榄油；一周吃数份的鱼类、鸡肉和蛋类；适量的乳制品，少量红肉；当然还有配餐的酒。

科学的验证与研究

多年来，无数的研究以地中海饮食为主题进行，几乎完全一致的结论都是，它在许多方面对我们是有益的。根据共同追踪超过200万人的18项队列研究所得的综合数据，研究人员发现，地中海饮食与减少罹患下列疾病的风险有关：心脏病、卒中、癌症、阿尔茨海默病与帕金森氏病。此外，遵循这种饮食方式的人早逝的概率也较低。

还有，从实验研究所得的确切证据指出，在名为里昂心脏病膳食研究的随机临床试验中，心脏病患者被指示要遵循地中海饮食方式或由美国心脏病协会所建议的审慎饮食方式。结果在接下来的4年中，地中海饮食组的受试者后续心脏病发作和因心脏疾病死亡的概率较低。

---

① 美国老字号食品公司，生产罐头及面食产品为主。——译注

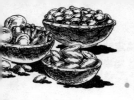

其他随机试验显示,地中海饮食对维持正常的胆固醇、血压、血糖、胰岛素指标与治疗动脉炎(会导致心脏疾病)有益。此外,数项实验研究发现,地中海饮食也可以促进减肥。

那么,这些显而易见的益处归功于地中海饮食中的哪一部分呢?蔬菜?橄榄油?红酒?虽然有些研究人员试图找出其神奇成分,但我们还无法得到确切答案。科学家们怀疑关键是人的整体饮食习惯,而非该种饮食中的个别成分。事实上,地中海饮食甚至没有一个标准的定义。遵循地中海饮食的人并没有摄取完全同样的食物,但他们似乎仍持续享受到健康的益处。

具讽刺意味的是,当越来越多的美国人尝试地中海饮食,该地区的居民却已放弃自己的饮食方式而改吃美式快餐、苏打水、薯片和糖果。而且他们正在付出沉重的代价:希腊儿童过胖的比例已经迅速上升。

让我们回到"危险边缘"的智力游戏。正确的答案在此:什么是联合国名单上需要保护的文化传统?幸亏在意大利积极的游说下,联合国教科文组织已将地中海饮食列入官方非物质文化遗产名录内。你答对了吗?如果正确,你赢得奖品!请自行享用一盘橄榄油炒新鲜蔬菜吧!

地中海国家的居民常常深夜才吃晚餐,某些饮食疗法禁止这种做法,认为这会导致体重增加。虽然有些初步的研究支持这种说法,但整体研究并无法证明这点。虽然当我们睡觉时身体新陈代谢会减缓的说法并无误(这也是为何有晚上8点后勿进食规则的主要原因),但身体还是会继续消耗能量。

排毒饮食让你更健康?

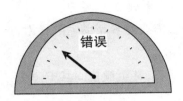

科学证据告诉你:错误

在大英帝国鼎盛时期,王室统治了全球1/4的人口。时至今日则只占一小部分了,所以王室大概有些空余的时间。查尔斯王子至少想到了一种方式来填补空档:兜售天然草本排毒产品。

身为王位继承人的威尔士亲王,销售提炼自朝鲜蓟和蒲公英萃取物的酊剂,将它吹捧成"纯净且天然的能帮助人体自然净化与排毒的草本"。这也是由王子殿下所成立的有机食品公司"公爵原味"所推出的众多产品之一,借着公司发展以促进有机农业和人类整体健康,并将收入捐给慈善机构。

另一方面,美国版本的贵族——知名女主持人奥普拉·温弗里也接受排毒饮食,和好莱坞影星格温妮斯·帕特洛、黛米·摩尔和安吉丽娜·朱莉等名人一样。排毒疗法被吹捧为一种能提高精力、减重、防止慢性疾病,以及通过排出体内毒素以改善整体健康的方式。尽管有名人代言的推动,但没有确凿证据指出排毒饮食的好处。事实上,这类饮食可能会造成伤害。

科学的验证与研究

排毒饮食通常会禁食某些食物和严格限制卡路里的摄取,同时喝指定的果汁和其他据说有排毒效用的液体,如泻药和补充剂。例如,净化大师饮食法,又名柠檬水饮食,在10天内你以盐水、柠檬汁、水、枫糖浆、辣椒与清肠茶维生。玛莎葡萄园排毒饮食则让你每天喝下40盎司①的草本茶、16

---

① 1盎司≈0.028千克。——译注

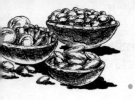

盎司的蔬菜汤和 32 盎司的青果汁。这种排毒饮食还鼓励服用草本净化补充剂和每周进行咖啡"灌肠"。

虽然排毒饮食倡导者声称，人体的内部如同房屋管道，需要定期清洗，但情况并非如此。人体的肝、肺、肾、结肠与皮肤不断排除有害物质，足以符合大多数人的身体需要。即使我们的身体确实需要外界帮助消除毒素，也没有证据显示排毒饮食可以提供这方面的协助。

有些人发誓这些排毒饮食使他们感到更有活力，甚至愉快。其中一个原因可能是他们经历了饥饿，这会产生上述的效果。另一个原因是，他们排除了那些会使身体感到迟钝的因素，诸如垃圾食品、酒类与多余热量。

很多人尝试排毒饮食的主因是希望能减轻体重。事实上，任何热量极低的饮食疗法都可以帮你减重。然而一旦回到原来的饮食后，体重很可能会迅速恢复。

与支持者告诉你的经验相反，出现头痛、疲劳、疼痛或过度的身体欲望等症状并不表示排毒饮食有效。反复或延长排毒饮食的时间可能会导致缺乏维生素和矿物质、肌肉溶解和血糖问题，特别是长期使用泻药对人体有害。

另一个潜在的危险是排毒饮食传达出：只要你定期进行"身体大扫除"，就可以恣意放纵饮食的模糊信息。这是英国一位补充医学（指西医以外的疗法）教授指责查尔斯王子跟酊剂的原因之一。这位教授指责王子依靠的是"虚假和迷信"，也谴责未来国王的产品为"彻底的骗术"。他大概不用指望会被邀请参加下一次的加冕典礼或王室婚礼。

小麦草汁是排毒饮食中常见的成分，它被吹捧为能净化身体、治疗或预防各种病症，包括糖尿病和癌症。但几乎没有证据显示，小麦草的健康价值超越诸如菠菜等绿色植物。

穴居人的饮食最健康？

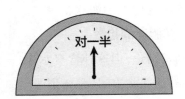

科学证据告诉你：对一半

作为一个收藏漫画的人，我似乎经常遇到两个主题：饮食和穴居生活。有时你会同时遇到这两个主题，比如在某一穴居人手执长矛要离家出门的卡通中，他的妻子站在门口追喊："想办法杀个可让我每天的饮食保持在 1800 卡①之内的东西。"

对于某些人，将史前生活与现代饮食结合并不只是个笑话。他们是所谓穴居人饮食的追随者，穴居人饮食也被称为史前或旧石器时代饮食。这是一种基于推测的，在农业尚未出现的 10 000 年前人类的饮食。

这种饮食包括我们祖先可以猎杀或采集到的食物，如瘦肉、鱼、鸡蛋、蔬菜、水果与坚果，但禁食史前人类无法取得的食物，如奶制品、谷物、豆类、盐和糖。

对此的解释是人类的基因并非设计用来吃大部分我们现今所吃进体内的东西。此理论指出，自然界要我们遵循一种史前的饮食，如果不这么做的话会导致过胖、心脏疾病、糖尿病和其他慢性疾病的流行。

科学的验证与研究

穴居人饮食的支持者举出采取该种理想饮食的社会的经验来作为证据。一个是巴布亚新几内亚的热带岛屿基塔瓦岛，研究显示在当地罕见现代疾病。然而，我们不可能据此完全确定到底这是因为基塔瓦人的饮食，还是他们的生活方式及环境所造成的结果。

---

① 卡，旧热量单位，现多不用，1 卡≈4.182 焦。——译注

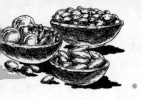

几个小型短期的研究测量穴居人饮食对西方人种群的影响。在其中之一的研究中，有 9 名超重的受试者在接受这种饮食 10 天之后，在血压、胆固醇和葡萄糖耐量（用来衡量机体处理糖分的能力）方面均有改善。在其他糖尿病或前期糖尿病受试者身上，穴居人饮食出现比地中海饮食更佳的葡萄糖耐量，以及比标准糖尿病饮食更佳的血压及胆固醇指数。

虽然研究只是刚起步阶段，尚无法有任何确切结论，但这种含有水果、蔬菜和坚果，以及避免甜食、精细谷物和垃圾食品的饮食方式，整体似乎是有益于健康的。只是几乎没有证据可证明，避免摄取全谷类、豆类或奶制品是获得最佳健康状态的必备条件。

也没有证据指出，吃大量的肉类（也是穴居人饮食的许多信徒所采取的方式）就会有益健康，相反，这样做可能是有害的（请见第三部分——"红肉有害健康吗？"）。毕竟，穴居人所猎捕与食用的野兽跟我们在超市买的肉品差别很大，即便是有机、自由放养及牧草喂养的肉类动物。

说实话，我们不能肯定穴居人到底吃什么，这是整个饮食概念的问题。根据人类学家已知的史前饮食有很多不同种类，视居住地与可获得的食物而定。不管他们吃什么，他们的健康并非完全理想。在《纽约客》上刊登的一则漫画显示了两个穴居人的疑惑："我们的空气是干净的；我们的水是纯净的；我们都有充分的运动；我们所吃的一切都是有机的与自由放养的。"旁白这么写道："然而我们没有人活过 30 岁。"

混合食物饮食的倡导者宣称，我们的身体并非被设计来同时消化某些类型的食物。例如，这些饮食方式通常包括只单吃水果。这个概念或混和食物饮食，都没有确实的科学基础。因为人类消化系统具备处理各种食物的能力，不管我们是单独抑或同时混合摄取食物。

高水分食物有助于减重?

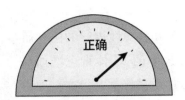

科学证据告诉你:正确

　　杰西卡·塞恩菲尔德是喜剧演员的妻子,她对要孩子吃蔬菜这项长期挑战有一套解决方案:诱骗他们。在她的书中,她向家有挑食儿的父母示范如何将蔬菜泥偷偷放进诸如通心粉、奶酪、鸡块和巧克力布朗尼①这些常见食物里。

　　这听起来像是会出现在电视喜剧《欢乐单身派对》中的情节,科学家曾尝试对成人采取相同伎俩以帮助他们减重,并希望餐厅和食品公司也同样如此。(我可以想象有一集情节是男主角杰里害怕某种食物,因为他怀疑里面掺了蔬菜,而邻居克雷默通过在他的浴缸里种西兰花,试图把这个理念变成一个能赚钱的计划。)

　　蔬菜含水分量很高,而这种想法是要大家多摄取高水分量食物,这样会带来饱足感又不必增加多余热量,基本上是通过多吃这类食物来减轻体重。尽管这样的说法很牵强,但这种已被媒体和大众书籍所倡导的饮食法很可能是有效的。

科学的验证与研究

　　低热量密度饮食②的核心是"热量密度"的概念,是指每克食物中所含的热量数。高水分食物与谷类食物,如蔬菜、水果、汤、豆类和脱脂酸奶的热量密度低,而如奶酪、肉类、饼干类食物则热量密度高。

　　实验室环境中的人体研究显示,人们通常每天会消耗同样的食物量。

---

① 布朗尼,一种胡桃巧克力。——译注
② 该饮食由美国宾州大学营养科学系教授芭芭拉·罗尔斯博士提出。——译注

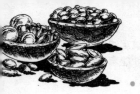

如果通过降低热量密度来减少热量,但仍然摄取相同的食物量,受试者不会觉得食量有被剥夺感。例如,在科学家偷偷把蔬菜泥置入前菜以减少热量密度的研究中,受试者声称这些菜肴带给他们的饱足感,与高热量密度菜肴相同。

所有这些如何影响我们的体重?一项针对 5 万名女性进行的队列研究发现,在 8 年的时间里,饮食中热量密度增加最多的人,体重也增加最多。有数个随机研究显示,降低热量密度会导致体重减轻。其中在一项由 97 名过胖女性参与的研究中,被指定减少脂肪摄取并多吃富含水分食物的受试者,一年后要比只是减少脂肪摄取量的受试者减轻更多体重。高水分食物那组受试者吃下更多且不易感到饥饿,这可能使他们更容易维持减重饮食。

有研究显示,汤特别能让你感到饱足和促进减重,但不是任何汤都有这种效果。高汤为底的素食蔬菜汤通常比西兰花和奶酪之类浓汤的热量密度低很多。在某些餐厅,这类浓汤每碗热量可能超过 500 卡。

顺便一提的是《欢乐单身派对》中经典的"纳粹汤"那一幕情节。在这集中,坏脾气的汤店老板谩骂并赶走客人,因为客人违反了他严格的订餐程序,这角色灵感来自于真人真事。如果你曾在他的餐馆之一遇到他,我不建议你去盘问他汤里热量密度含量高低的问题。你只要点汤,准备好付钱和站到一边去就好。

正如你所可能期望的,西瓜所含水分很高,但某些蔬菜所含的甚至更高。和西瓜所含92%的水分相比,黄瓜、莴苣、芹菜和西葫芦含有至少95%的水分。

超低热量饮食能延长寿命？

科学证据告诉你：未成定论

如果你被邀请参加美国热量限制学会（CR Society）的宴会，你可能会想在出发前先吃东西。你将无法在那里找到马提尼酒、肉丸、奶酪或饼干。相反，准备好享用无面粉面包、蔬菜泥酱和苏打水。你一定会饿着离开，而这正是重点。

CR 代表"热量限制"，该学会成员相信，严格限制食量，并摄取必要营养，会使他们健康和延年益寿。事实上有证据证明，假设你是一只苍蝇、蠕虫、鱼、老鼠或猴子的话，让自己挨饿是有益的。但如果你身为人类，科学研究对此事仍有所保留。

科学的验证与研究

过去 75 年的动物研究显示，限制 30% 的热量可以增加 30% 或以上的寿命期限。此举也可以防止或延缓如糖尿病、癌症、心脏病与脑部疾病的发展。

科学家们并不确定原因，但他们指出，上述益处可能是由于动物本能的生存机制会使动物在缺乏食物时更精力充沛。而体温、胰岛素的降低和炎症的减轻，则是热量限制发挥作用与抵抗有害自由基能力增加的结果。

在关于人体低热量饮食的初步研究中，研究人员也发现了上述效果。比起采取正常饮食者，低热量饮食者的体脂肪、血压及胆固醇指标更低。

其他人体证据来自第二次世界大战，随着欧洲食物短缺，心脏疾病相关死亡率也下降。热量限制爱好者还指出，在居民传统上采取斯巴达饮食的日本冲绳，有着世界上最长平均寿命和最高的百岁人瑞百分比（这点可能正在改变中，因为越来越多的冲绳人大吃美式快餐）。

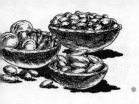

然而,这一切总结都无法证明热量限制能延长人的寿命,而我们担心它可能会带来的伤害。可能的风险包括性欲减退、月经不调、骨质疏松、畏寒、伤口愈合速度缓慢和心理问题。此外,研究表明,比起那些体重较重的人,非常瘦的人死亡率较高,虽然目前还不清楚消瘦是否为主要原因。

即使热量限制是有益和安全的,操作起来仍有困难。不像笼子里的老鼠,我们生活在一个食物无处不在的环境里,而不断抑制摄取的冲动需要坚强的意志力。一个由政府资助的名称缩写为 GALERIE 的研究,测试了只减少25%热量的温和方式的可行性。研究人员正在开发具热量控制相同效果,但不要求我们放弃辣酱玉米馅饼和冰淇淋圣代的药物。

不过现在,这还只是一个(无热量)梦想。如果这种药物真的推出时,我们大多数人可能早已作古了。也许热量限制追随者仍会庆祝此事。当然,到时会备有芝麻菜和绿茶。

空腹的效果可能与热量限制相当。在研究中,除了可任意无限制进食的动物,被限制隔日进食的动物与采取热量限制饮食的动物得到的益处相同。然而相关人体研究非常有限,因此目前还不清楚隔日进食是否对人体有益或安全。

袋装生菜要清洗吗?

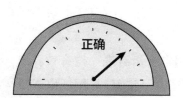

正确

科学证据告诉你:正确

对销售包装水果和蔬菜的商人而言,我拥有一项珍贵特质:懒惰。为了避免切割、去皮和洗涤,我很乐于额外掏钱买切片苹果、切块芹菜与胡萝卜,还有削好的菠萝。

尽管价格相对较高,预切生菜在超市可是大热门。它的包装上注明生菜已"预洗"、"彻底清洗"、"经三道手续清洗"或"开封即食"。对于像我这种厨房懒惰鬼,这是避免花上120秒将生菜清洗和滤干的好借口。

但对于被袋装生菜导致的相关疾病报告惊吓过的许多人而言,他们不想冒这个险而宁愿自己动手洗生菜。事实证明,他们这么想是对的——虽然可能不是他们想的那个原因。

科学的验证与研究

近年来,污染的袋装生菜曾导致大肠杆菌感染暴发,造成数百人患病与数例死亡。卫生官员无法查明污染来源,但可能的污染源包括鸟类、流经附近养牛场的水源或实地使用的切割用具。

一般处理袋装生菜的习惯方式是,将来自不同农场的生菜混合,即便只是混合少量的污染生菜,对整体却有深远的影响。不论是整批和多袋包装都会导致食用上的不安全。常用来洗袋装生菜的氯化清洗液会杀死叶片表面的生物,但它并不能消除内含的大肠杆菌(有些厂商最近改用声称能有效杀死细菌的酸溶液)。

就算在家清洗也不会大幅改善袋装生菜的安全性。尽管如此,彻底冲洗还是能清除制造商在预洗过程后,还残留在蔬菜表面的污垢和病菌,但

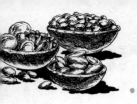

有证据显示,并非这样做就万无一失。《消费者报告》针对 200 份以上预洗生菜样本进行研究后发现,数目庞大的样本中带有大量的大肠杆菌和肠球菌(包含菠菜与那些离有效期还剩不到 6 天的样本,结果往往更糟)。虽然这些生物体不太可能引起疾病,但它是一个指标,告诉我们袋装生菜不像它包装上文字所示的那么干净。

清洗蔬菜没有必要使用清洁剂;研究指出用自来水清洗一样有效。请确保你的双手以及任何生菜所接触的表面保持干净。洗好时,用纸巾或脱水器去除生菜水分即可。

有些科学家还建议将生菜浸泡在醋和水中,但他们承认这对于大多数人来说可能太费时。不用说,这一定是我会跳过的步骤。

如同袋装生菜,袋装小胡萝卜是用氯水洗净的。但与电子邮件谣言相反,氯对健康不会构成威胁。有时在冷藏胡萝卜上看到的白色物质也不是氯所造成。它是去皮胡萝卜因暴露于空气失去水分的无害结果。

瓶装水比自来水更安全吗？

科学证据告诉你：错误

我想在健身房的高峰时段健身，这有点像是圣诞节期间想在购物商场找停车位一样：要凭着弱肉强食法则。一旦你想使用的健身设备空出来，必须在别人抢先前全力扑向它。但有一台设备，我从来不用跟别人抢：饮水机。我大概是唯一使用过它的人。

感谢瓶装水的诞生，饮水机似乎也步上与电话亭、打字机一样没落的后尘。在 2009 年，美国人均一年消耗约 28 加仑①的瓶装水，消耗量几乎比 20 年前多了 4 倍。虽然人们为了方便或是味道而经常喝瓶装水，但调查显示，另一大原因是它被认为比水龙头中的水来得安全。虽然这并非正确概念。

科学的验证与研究

从广告判断，你会觉得所有瓶装水都来自冰川或纯净山泉。事实上，瓶装水的水源往往来自像底特律或威奇托的都市水，换句话说，就是自来水。在装瓶前，制造公司通常把水蒸馏或进行去离子或反渗透的清洗过程。尽管此举可改善口感，但一般没有必要为了健康原因而这么做，因为大多数自来水都是干净和安全的。

即使这么做也不能保证水完全不含化学成分或其他污染物。在 2008 年，美国一个非营利的环保宣传组织——环境工作小组所进行的研究，在 10 个品牌的瓶装水内发现超过 30 种不同化学污染物。虽然目前还不清楚

---

① 1 加仑 ≈3.785 升。——译注

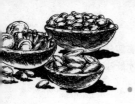

所验出的污染物含量是否对健康构成威胁，但此结果已粉碎了瓶装水标榜为百分之百纯净的信誉。

同样，克利夫兰研究人员发现，瓶装水细菌含量的变化比当地的自来水更多。虽然在57件瓶装水测试样本中，大多数细菌含量等同或低于自来水所含的细菌量，但在1/4的样本中，细菌含量至少高出自来水中10倍。

该研究还发现，只有5%的瓶装水含有能预防蛀牙的理想氟化物含量，而全部自来水样品却都达到了该理想氟化物含量。

自来水由美国环境保护局（EPA）监督，必须经过认证实验室频繁地测试，而消费者会收到关于水成分内容物的定期报告。但我们对瓶装水却没有这样的检验要求。

在过去几年，瓶装水的销售量已渐渐减缓。因为环保问题和经济不景气，促使更多消费者思考是否要花钱买本来就能免费获得的东西。显然，这趋势还没影响到我的健身房，我希望不会。我并不介意分享跑步机，但我宁愿独占饮水机。

与广为流传的网络谣言相反，冷冻塑料瓶装水不会释放有毒化学成分，饮用放在高温车厢内的瓶装水也不会导致乳腺癌。而且，重复使用水瓶也不会有危险，只要你每次使用后彻底清洗好以消除细菌。

使用塑料容器进行微波加热危险吗?

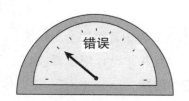

科学证据告诉你:错误

出于某些原因,微波炉是不实电子邮件谣言的热门话题。我印象最深的是一个有关老太太为了擦干小狗而把它塞进微波炉的故事。令人难过的是,最后可怜的小狗爆炸了。

一个不那么荒谬,但更有害的信息是使用塑料容器进行微波加热食品的危险。这封电子邮件传播得如此迅速和广泛,已成为全美国厨房中让人不得安宁的担忧。

这个警告的重点是,微波加热塑料容器时会向食物中释放一种名叫二噁英的致癌化学物质。有一个跟保鲜膜有关的版本也提出相同警告:当你用保鲜膜进行加热时,它"向食物里渗进了有害的毒素"。

科学的验证与研究

事实上,微波专用塑料容器并未含二噁英。塑料的常见成分是聚氯乙烯,它在焚烧时的确会产生二噁英。但微波专用塑料容器通常不含聚氯乙烯成分,即使真的微波加热聚氯乙烯,温度也不够高到足以产生二噁英。

至于其他化学成分,塑料容器和保鲜膜含有会使其增添延展性的叫做塑化剂的物质。最常见的塑化剂是邻苯二甲酸盐,它之所以引来安全关注,是因为初步研究指出它与生殖异常有关。然而,在美国境内出售的塑料容器和保鲜膜不含邻苯二甲酸盐,所含的那类塑化剂在加热过程中(即便在较低温度下)会融入食物,尤其是高脂食物。但是几乎没有证据指出我们接触的量会对健康构成威胁。

为确保安全起见,可以在进行微波加热时避免让保鲜膜接触到食物。

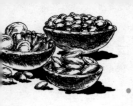

至少可确保融化的塑料最后不会化为你砂锅鸡的一部分。同时,坚持使用标记有"微波安全"的容器。这表示它们已根据 FDA 的规定经过测试,不会融化或爆炸。此外,如果它们在加热过程中释放出任何化学物质,其剂量一定比实验动物伤害剂量的百分之一还要低。

冷冻食品的包装是微波安全包装,只要你不重复使用都很安全。但要小心那些来自餐厅的发泡塑料容器。许多外卖容器并非设计用于微波炉加热,拿来进行微波加热可能会把你的剩菜变得一团糟。

说到这儿,那个不实的小狗爆炸故事结局如下:悲痛欲绝的主人状告微波炉制造商未提出相关警告,最后获得数百万美元赔偿,但只字未提小狗是否先用保鲜膜包起来。

使用微波炉加热水,当水受热超过沸点时(称为过热现象),可能会引起爆炸并造成伤害。通常这种情况发生于水装在干净杯子中煮沸,然后取出被搅拌或摇动之际。若在水中加入一些东西,如茶包、搅拌棒或咖啡,再放入微波炉,会大大降低爆炸风险。

转基因食品对健康有害吗?

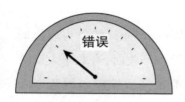

科学证据告诉你:错误

科幻小说作家赫伯特·乔治·威尔斯以准确预测各种事物著称,从自动门到无线通信乃至生物战。有些人在这份清单上还会加入恐怖的转基因食品。

在 1904 年出版的《神的食物》中,他描述一种由科学家研发,名为海克力蝇四号的实验性食物。用它喂小鸡,小鸡们的体型会变得非常庞大。其他生物吃了这种食物后,马上变成吓人的巨鼠、巨蜂或巨虫,若是孩童食用则会长成 40 英尺①高的巨童。我不想透露结局,但你可能已经猜到,这不是什么快乐结局。

幸运的是,转基因食品并没有为我们带来超大份鸡肉或巨童。虽然批评者说这种他们称为"科学怪人食物"的食物,可能会造成健康风险,但是多年的测试和广泛使用已经证实并没有确凿的伤害发生。

科学的验证与研究

在美国,多数加工食品,如谷片、薯片和色拉酱都含有转基因成分。转基因就是把一个生物体的基因转移到另一个生物体上,通常是为了保护农作物免受害虫或除草剂之害,让农民可以使用较少的化学品来获得更大产量。例如,大部分在美国种植的玉米,其基因经改造,含有了称为苏云金芽孢杆菌的细菌基因,这可以使植物抵抗如欧洲玉米螟之类的害虫。

虽然转基因可能听起来不符合自然法则,但几百年来农民早已通过杂交植物来创造出具有特性的杂种。不同的是,转基因食品的基因可能来自

---

① 1 英尺≈0.305 米。——译注

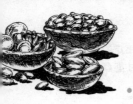

非植物性来源。

对此过程提出批评的人担心它可能会引发过敏反应。有个经常被引用的案例,测试发现含有巴西坚果蛋白质的大豆,可能会引起坚果过敏者的过敏反应。因此,这款大豆后来没有上市。

在另一个案例中,原本因为有可能引起人体过敏,而只能作为动物饲料的星联转基因玉米意外掺入玉米片。当玉米片被回收时,有数十人反映他们在吃了这款玉米片产品后感到不适。但美国疾病控制和预防中心(CDC)的调查无法确认这种不适反应是否源于该转基因玉米。星联转基因玉米已停止栽种,而市场上并没有其他转基因食品被证明会导致过敏反应。

另一个值得关注的现象是,基因工程会使某些食品有毒。一份已发表的研究报告发现,被喂食转基因马铃薯的老鼠有肠道问题,但科学家也批评这份研究设计不当。对这份研究与其他研究的评论显示,并没有确凿的证据可证明转基因食品的毒性,但该评论也指出,一直没有长期相关研究在进行。

当然,总有意外的可能性。理论上,转基因作物可能在不经意间与其他植物杂交,从而创造出除不掉的杂草或其他不良植物品种。同样,如鲑鱼等转基因动物,可能会破坏养殖与生态系统。这也是FDA放慢批准转基因动物脚步的原因。

提到意料之外的结果,《神的食物》的电影改编版除了票房欠佳外,还荣获金火鸡奖的史上最烂电影奖。虽然我们对赫伯特·乔治·威尔斯是否对转基因食品及其后果有先见之明这点尚有争议,但至少可以确定,他并没有预料到这部俗气惊悚片的问世。

FDA并未要求转基因食品需要特别的标示,因为它们所含的营养或成分与其他一般食物并无不同。然而,2010年的一项调查显示,93%的消费者认为,转基因食品应特别标示。

辐照食品不安全吗？

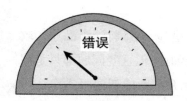错误

科学证据告诉你：错误

我必须承认，我对辐射有轻微的恐惧。这并不是说我在 X 射线机前会尖叫然后逃跑，但每当有人用辐射光照射我的身体，我就会感到有点不安。而牙医在拍摄我的臼齿时，总是狂奔到辐射防护铅衣后面的这个事实，同样也使我感到非常不安。

我知道我并不孤单，这有助于解释为什么食品业没有广泛接受用辐射来杀死食物细菌的做法。对许多消费者来说，核辐射生菜在黑暗中发光的景象很骇人，令人倒胃。但事实上这种担心是没有根据的。

科学的验证与研究

已经开发 100 年左右的食品辐射，涉及利用电子束、伽马射线、X 射线来杀死细菌和其他致病微生物。它也可以去除昆虫、控制霉菌生长，以及延长食物保存期限。FDA 已认可食品辐射在肉类、家禽、农产品、蛋类和香料上的使用。

用辐射照射食品并不会让它含有放射性或使消费者暴露于辐射之中，整个过程中也不会产生放射性废料。同样的技术被广泛应用于消毒医疗用品。

批评者会说，辐射导致了食品中的有害化学变化。为了证明这点，他们引用的研究显示，辐照食品含有名为 2 -烷基环丁酮的化合物，它会造成细胞中的 DNA 损伤和促进老鼠身上肿瘤的发展。然而，该研究里的 2 -烷基环丁酮所用的剂量要比辐照食品中所含的要高 1000 倍，这也让人质疑这些研究的相关性。此外，许多其他针对用辐照食品喂养动物的研究也无法

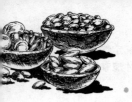

提出任何相关伤害的证据。

反对者也攻击辐照会减少食物的营养成分。在辐照过程中的确会减少某些维生素含量（尤其是维生素 B_1），但这些损失也不至于太严重。而辐照食品在味道或质感上的变化也微乎其微。

另一个担心是辐照会替代正常的卫生处理措施，此举将让食品业和政府监管者有放松食品安全把关的借口。也许会如此，但这些问题都只是假设，而食物污染的风险却是非常真实的，如同源源不断的新闻报道中证明的那样，我们有可能会因为从汉堡包到袋装生菜等各种食物风险而得重病（请见第一部分—袋装生菜要清洗吗？）

辐射绝对不是万能药，比方说，它杀不了有害病毒，也不能用于所有食物。但根据 CDC 的预估，如果美国所消耗的肉类和家禽有一半都经过辐射，可避免 90 万起因食物引起的疾病与 8500 例的住院病例，以及每年 350 例的死亡。

辐照食品必须配有食品辐照安全标志（称为 radura），图案为绿色圆圈内有一朵花。也许标志应该改成红色圆圈内有个因为食物中毒而在呕吐的人，上面还要打上斜线。我知道它有点太写实甚至恶心，但它很可能让我们这些恐惧辐射的人忘记自身的恐惧。

超过"产品下架"或"最佳食用期限"日期的食品，并不代表吃起来就不安全。"产品下架期限（sell-bydate）"告诉零售商何时该将产品下架。你应该在该日期之前购买，但过此日期之后食用通常没有问题。例如，在购买后的 5 天左右，牛奶可能还不会有问题，而鸡蛋则可撑上 3—5 周。"最佳使用或食用期限"（best-if-used-bydate）则表示产品何时可能会开始失去味道或营养价值。

第二部分

淀粉与脂肪真的让你变胖又变老吗

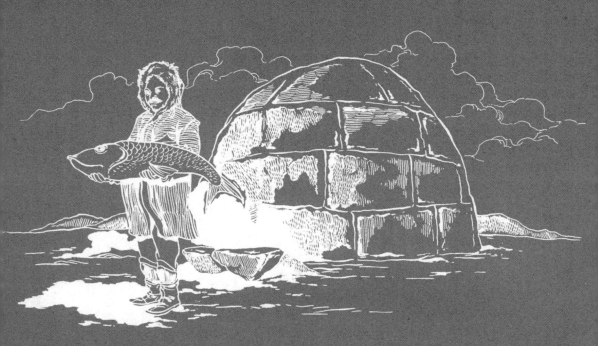

黄油真的十恶不赦？饱和脂肪和反式脂肪有何差别？橄榄油是最健康的油吗？米饭、面包、马铃薯、谷物等常见主食都是碳水化合物，究竟怎么吃，才能既健康又不发胖？

黄油比人造黄油更有益健康?

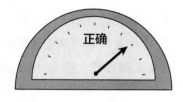

科学证据告诉你:对

在瑟斯博士的《黄油大战》一书中,分居高墙两侧的人民为了黄油究竟该抹在吐司上面还是下面展开了像冷战一样的军备竞赛。

现实生活里,一场比冷战还持久的黄油大战仍在持续上演。战争主题不是该把黄油抹在哪一面,而是究竟该不该使用黄油。虽然对瑟斯博士感到抱歉,但我想黄油派的心声应该是:

其他人涂的根本没营养,

因此心灵也不会成长,

我们只爱牛乳做的黄油,

这是我们越活越强壮的理由。

20年前,人造黄油的拥护者在这场战争里占了上风。但是近年来黄油后来居上,因为许多人认为后者比人造黄油来得天然健康。不过,是不是真的比较健康还要看你是和哪一种人造黄油相比。

科学的验证与研究

美国护理健康协会做的一项研究可谓是黄油反败为胜的主因。该研究追踪超过85 000名妇女,结果发现,一天吃4茶匙以上人造黄油的女性,罹患心脏方面疾病的概率高于那些很少碰人造黄油的女性。食用黄油的女性患病概率没有变化。另一份针对中年男子的小规模队列研究也得出类似的结论。

这样的结果令人大跌眼镜。毕竟人造黄油是用植物油提炼的,其饱和脂肪其实比人造黄油低。但是在提炼成固态黄油的过程中却会产生反式脂肪,后者对心脏的伤害比饱和脂肪更大。(请见第二部分—反式脂肪有害人体健康?)

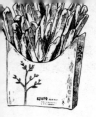

《新英格兰医学杂志》发表的另一项研究，从某方面来说似乎更是站在黄油那一边。研究人员让受试者食用抹上不同黄油的面包后，测量体内的胆固醇变化。和黄油相比，人造黄油的确降低了低密度脂蛋白（LDL，即不好的胆固醇），但同时也降低了高密度脂蛋白（HDL，即好的胆固醇）。至于降低了多少好的和不好的胆固醇，对身体整体而言是有益还是有害，则要看是哪一种人造黄油。最糟糕的是固态人造黄油，比黄油还糟。但是半液态的人造黄油则证实比黄油来得健康。

自从该篇研究发表后，各家厂商纷纷推出滑软的人造黄油，饱和脂肪少且没有反式脂肪；确实比黄油健康。

不过还是有很多人拒绝尝试人造黄油，因为那"不天然"。好比网络上有一篇广为流传的文章就警告大家，人造黄油的分子结构几乎与塑料没什么两样，"你会熔化掉家里的保鲜盒然后抹在面包上吗?"作者这么问。

虽然将人造黄油比做塑料非常无稽（而且倒人胃口），但人造黄油当然也不是完美的健康食品。瑟斯博士的书里没有写到黄油大战最后的胜利者是谁，现实世界中的黄油大战也没有所谓的赢家。最好的做法就是少用黄油，不管来源是动物还是植物。尽可能食用新鲜的菜油吧（如橄榄油或芥花油）。如果是瑟斯博士或许会说：

别在屋子里抹，

别用老鼠抹，

别抹这里、别抹那里，

哪里都别抹。

有些人造黄油里面会添加植物固醇等化合物，因为实验证实它们可以降低体内至少15%的低密度脂蛋白。但要产生效果，你必须一天至少食用2克，也就是两茶匙左右的量。也有学者建议在早上一次吃完2克的效果并不佳，最好是一天内分几次摄取。

橄榄油是最健康的植物油?

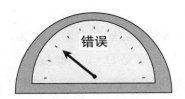

科学证据告诉你：错误

　　如果橄榄油业者要找代言人，珍妮·卡门绝对是不二人选。这位法国女性在 85 岁时钻研击剑，100 岁时还在骑自行车，最后活了 122 岁。她是吉尼斯世界纪录的已知最长寿人类纪录保持者。她把自己的活力与长寿归功于橄榄油，不管是日常饮食或是肌肤保养都靠它。

　　卡门夫人并非第一位橄榄油信徒。古希腊名医希波克拉底把橄榄油当做许多疾病的药方，现在更有许多人认为橄榄油是最健康的植物油。虽然橄榄油的确有很多益处，但要说是最健康的植物油却有些言过其实。

科学的验证与研究

　　橄榄油是所谓"地中海饮食"（请见第一部分—地中海饮食对你有好处吗?）的一大特色，因为它富含不饱和脂肪。但是橄榄油的多元不饱和脂肪却比其他植物油少。而不饱和脂肪和多元不饱和脂肪都被证实能降低罹患心脏方面疾病的可能。

　　目前还不清楚这两种脂肪中哪一种的好处比较大。有的研究认为多元不饱和脂肪对降低低密度胆固醇比较有效，而不饱和脂肪则能增加高密度脂蛋白。有一项涵盖 14 项研究计划的荟萃分析报告则认为两者的好处不相上下；不管是不饱和脂肪或多元不饱和脂肪，取代饱和脂肪的话都能对体内的胆固醇发挥一样的功效。

　　另一个荟萃分析报告则是针对 11 项的队列研究，进一步去研究心脏病的发作概率，结果是不饱和脂肪略居下风：以不饱和脂肪取代饱和脂肪后，心脏病发作的风险反而上升；以多元不饱和脂肪取代的话，心脏病风险

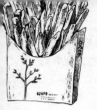

则降低。

虽然不能单靠这些研究结果就说橄榄油的不是（因为研究其实把各种来源的不饱和脂肪混合使用，有些来自动物油），但是足以让人开始怀疑是否高不饱和脂肪使得橄榄油比其他植物油健康。

有些人则说橄榄油的多元不饱和脂肪较低其实对防癌有帮助。也确实有一些研究探讨了特定种类的多元不饱和脂肪（特别是 $\Omega - 6$ 脂肪酸，这和鱼油里的 $\Omega - 3$ 脂肪酸不同）是否和乳腺癌、前列腺癌等有关。但总的来看，实验结果各说各的，没有明显结论。

另一种理论是橄榄油里的抗氧化物——多酚是橄榄油比较健康的主因。研究显示富含多酚的初榨（virgin）和特级初榨（extravirgin）橄榄油对心脏的好处比精炼（refined）橄榄油大。但这只是初步的研究，而且没有和其他植物油相比。

综合上述的种种讨论，其实其他植物油如芥花油，可能就和橄榄油一样健康，甚至更健康。橄榄油业者当然会继续说服消费者橄榄油是最佳选择，但如果他们想拿卡门夫人做招牌，可能得先等一等。拔得头筹的应该会是烟草公司，因为卡门夫人是位不折不扣的老烟枪，抽烟抽到 117 岁。相信这是个很难被打破的纪录。

特级初榨橄榄油是指从新鲜橄榄首次直接榨取而成的油，没有经过加热也没有化学添加物，是最天然的橄榄油。纯（pure）橄榄油则是混合初榨和精炼（来自二次榨取）橄榄油。轻（light）橄榄油说的是颜色和香味，不是低热量的意思。

鱼油能预防心脏疾病吗？

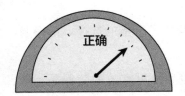

科学证据告诉你：正确

这些年来我听过各式各样居住在偏远地区的居民，是如何逃离现代文明魔爪的故事：他们几乎和癌症绝缘；他们没有忧郁症；他们不会发胖；他们没得过关节炎、背痛、香港脚；他们都活到150岁。

一般而言，这些居民异常地健康是由于特殊的饮食习惯。但很多时候经过进一步查证后，发现这些饮食习惯以及神奇的故事根本就是夸大不实。

科学的验证与研究

住在格陵兰岛上的因纽特人则属例外。几十年前科学家发现因纽特人虽然大量食用富含油脂的鱼，却极少死于心脏疾病。学者于是假设鱼油有预防心脏病的功效；后来的实验也证明确实如此。

好几项队列研究显示常吃鱼的人比较少死于心脏疾病。针对经心力衰竭仍生存者的随机试验则发现，有服用鱼油营养品的受试者死于心脏疾病的概率较低。另外一个针对高胆固醇人群的随机试验则显示，吃鱼油的受试者比较不会心脏病发作，死于心脏疾病的概率也较低。

对心脏有帮助的关键成分是二十碳五烯酸（EPA）和二十二碳六烯酸（DHA）这两种 $\Omega-3$ 脂肪酸；大多数鱼类都含有这些营养，只不过高油脂的鱼含量更丰富，如鲑鱼、鲭鱼、沙丁鱼、鳟鱼、鲔鱼。实验证实，这些脂肪酸对心脏有帮助是因为能够松弛血管、降低血压、避免心律不齐，并且降低血液里的甘油三酯。

虽然目前的研究证明了鱼油对已经罹患心脏病或可能罹患心脏病的

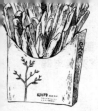

高危人群有益,却无法确定对低危人群有没有功效。不过还是鼓励民众遵循美国心脏学会的建议,一个星期至少吃两次鱼油,已经患有心脏疾病的人剂量则应该加倍,一天应该摄取总共 1000 毫克的 EPA 和 DHA。如果要降低甘油三酯,那一天需要摄取 3000—4000 毫克。

如果吃不下那么多的鲑鱼或沙丁鱼,鱼油胶囊是不错的选择。记得服用前看一下标签,确定自己吃了足够的剂量。

来自南极虾的磷虾油通常被宣传成比一般鱼油更有效的营养品。磷虾油里的 EPA 和 DHA 的确比较容易吸收,但尚未有研究显示服用后的功效比一般鱼油好。

吃鱼油胶囊的最大副作用大概就是会打出带点鱼味儿的嗝。我想因纽特人知道后一定会在冰屋中捧腹大笑。

添加 Ω-3 脂肪酸的人造黄油或鸡蛋等食品,多半含有一种 α-亚麻酸(ALA),一般来自于亚麻籽或芥花油而非鱼类。人体会自动将 ALA 转换成 EPA 和 DHA,但量不多。目前还没有太多文献记录 ALA 的健康效果。

坚果能预防心脏病发作吗?

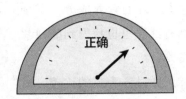

正确

科学证据告诉你:正确

有些人开口说话的时间比较早,美国绅士牌的吉祥物,带着单边眼镜的花生先生,则在94岁高龄才开口。靠着好莱坞男星小罗伯特·唐尼的帮忙,这颗带着高帽挥着手杖的花生,才于2010年首度在电视上发声。

开口说话其实是花生先生大改造的一部分,另外还包括穿上灰色西装、调成古铜色肤色。目的是要让花生先生及其代言的花生产品,看起来更吸引人。

不管有多成功,这种形象包装还是无法改变花生(严格来说不是坚果而是豆类)及其他坚果近几年的命运。大家曾经一度认为坚果是高热量的邪恶食物,应该全力避免;现在则相信坚果是能帮助心脏的健康食品,历年来的研究也支持新的看法。

科学的验证与研究

第一个有力的证据来自一项追踪超过3万名基督复临安息日会教徒的队列研究。其中食用坚果的教徒,特别是1周吃5次以上的人,和很少碰坚果的人相比更不易发作心脏病,心脏病的死亡率也较低。但是许多人也质疑这项研究,因为基督复临安息日会教徒的生活模式异常健康:不抽烟不喝酒,通常是素食主义者。所以无法判断研究结果是否能套用在一般人身上。

接下来的三项队列研究追踪对象涵盖各种人群,最后也得出相同的结论。不论性别、年龄、地点、职业,经常食用坚果的人较少得心脏疾病,心脏病死亡率也较低。

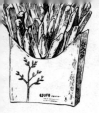

临床实验则进一步证明,坚果可以降低人体内的低密度脂蛋白,似乎还能减轻动脉炎的程度,动脉炎是心脏病发作的原因之一。

所以,哪一种坚果最好?如果你听过花生、核桃和杏仁业者的说法,就知道每一家都告诉你自己的坚果含有某种对身体最好的营养成分。举个例子,核桃富含 ALA,一种 Ω - 3 脂肪酸;花生则有红酒里也找得到的白藜芦醇(请见第五部分—红酒是健康价值最高的酒类吗?)。

目前还无法确定哪一种坚果最优,因为没有人做过齐头式的比较。所有坚果都含有丰富的不饱和脂肪,对心脏有益。虽然开心果、腰果和巴西果仁的饱和脂肪含量比较高(所以 FDA 禁止这三种坚果产品标示与健康相关的字样),但是和其他坚果的差异其实没有很大。

所有的核果热量都不低,所以要注意自己的摄取量。根据研究,大概一个掌心的量就足以有益身体健康而且不会导致发胖,甚至有助于减肥,因为坚果能带来饱足感。但如果吃得过多,体重也会很快飙升。

为了不让花生先生专美于前,夏威夷果仁业者也启用电视明星波利齐当代言人,罢黜了前任伊利诺伊州州长布拉戈耶维奇[1]。有时候,沉默是金啊。

花生酱和花生一样对心脏有好处,但要提防诸如糖和全氢化油等添加物,后者含有饱和脂肪(部分氢化植物油则含有反式脂肪)。最理想的花生酱应该只有花生这一种成分。

---

[1] 布拉戈耶维奇涉嫌贩卖联邦参议员职位而被弹劾下台。——译注

饱和脂肪真的有害心脏吗?

科学证据告诉你:未成定论

　　为了让小孩子吸取教训,你有时候不得不让他们恶心一下。吸烟者发黑溃烂的肺部照片让我倒尽胃口,一辈子没碰过香烟;看完驾驶教室可怕的车祸现场影片,我总是会系好安全带;而看到一罐黏糊状的脂肪,被告知那就是吃完汉堡包或黄油后会跑进动脉的东西后,我开始小心提防饱和脂肪。

　　这些画面深深烙印在我的脑海,背后所代表的警示更是忘不掉。但是唯独脂肪这件事,我应该稍微修改一下我的观念。

科学的验证与研究

　　饱和脂肪的主要来源是肉类、全脂乳制品和猪油。一个世纪前曾经有项实验发现饱和脂肪会让动物罹患心脏病。一些早期的研究也显示饱和脂肪会增加人体内的胆固醇。

　　不过,科学家基斯的研究却将脂肪和心脏病真正联系起来。1950 年代初,他注意到那些饮食富含饱和脂肪的国家,人们因为心脏病而死亡的比例较高,饮食里含饱和脂肪较少的国家,人们的心脏病死亡率则较低。

　　但基斯的人类种群研究只能呈现出两者有关联,无法断定其中的因果关系。为了得出更有力的证据,几十年间科学家们进行了几十项其他的研究。没想到,虽然饱和脂肪恶名远播,但所有的研究都无法证明减少饱和脂肪的摄取能降低得心脏病的风险。

　　虽然有些队列研究发现饱和脂肪和心脏病相关,但也有许多研究认为并无关联。有研究人员从 21 项队列研究中抽出数据对照,找不到两者之间有关联的证据。随机试验的结果也是互相矛盾。

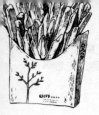
一个可能的原因是饱和脂肪其实有很多种，所以对人体的影响也不同。有的饱和脂肪不会增加人体内的胆固醇，如牛肉和巧克力所富含的硬脂酸；有些的确会增加胆固醇，但是高密度脂蛋白和低密度脂蛋白一起上升，于是抵消了对人体的伤害。

另一种解释则是当你的饱和脂肪食用量降低，代表其他食物的食用量上升，到底哪一种食物分量变多则因人而异。临床实验显示以多元不饱和脂肪取代饱和脂肪确实能降低罹患心脏疾病的概率；多元不饱和脂肪的主要来源是坚果、鱼类、菜油（向日葵油或玉米油）等。但如果是以精致的碳水化合物食品取代饱和脂肪，如低脂饼干和白吐司，对你的心脏不仅无益甚至可能伤害更大。其中最糟糕的替代品则是反式脂肪。

这种种信息已经混淆了我对饱和脂肪的印象。每当想到那一罐黏糊状脂肪，我也必须想象旁边有一条低热量饼干。不过想到饼干可能没什么遏阻效果，因为它一点也不恶心，只会令我饥肠辘辘。

棕榈油和椰子油的饱和脂肪含量高出猪油许多，因此长期以来被视为不健康的食品。然而一些新的研究实验认为，这两种油未必对胆固醇浓度有负面的影响，甚至有可能对健康有益。

反式脂肪有害人体健康吗？

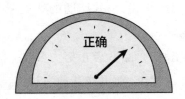

正确

科学证据告诉你：正确

　　我20岁出头的时候曾经在一个消费者健康组织实习。当时的任务之一是制作一些警告标语，然后到附近的麦当劳举牌抗议他们的食物有多么不健康。虽然我不是真的那么喜欢站在纠察行列中，但是比起装信封来说，这种工作还是蛮有趣。而且，我告诉自己，我正在提醒大家一个鲜为人知的重要事实：麦当劳是用会导致血栓的牛油来炸薯条！

　　由于抗议声浪源源不断，最后麦当劳和其他快餐业者不得不从善如流地改用植物油。具讽刺意味的是，当我的后继抗议者忙着庆祝胜利时，问题来了：这些植物油含有部分氢化脂肪（或是反式脂肪），对人体的坏处其实更大。

科学的验证与研究

　　部分氢化脂肪来自将植物油加工成固体状态的一种化学过程。肉类与乳制品本身也含有少量的部分氢化脂肪。因为部分氢化脂肪能让食物口感更滑顺、延长保存期限。许多食品加工业者使用部分氢化脂肪，从饼干与薯片到人造黄油与花生酱都有。而且因为这种加工后的植物油可以重复使用，也成了餐厅油炸食物的好选择。

　　一直到20世纪90年代，一般认为部分氢化脂肪比黄油、牛油、棕榈油、椰子油健康，因为后面这几种油的饱和脂肪含量很高。但是研究人员逐渐发现事实并非如此；反式脂肪不仅像饱和脂肪一样会增加低密度脂蛋白，同时还降低了高密度脂蛋白，等于是双重伤害。

　　有好几项队列研究发现，食用越多反式脂肪的人罹患心脏疾病的可能

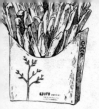

性越高。危险主要来自人为加工产生的反式脂肪,肉类和奶类本身含有的则没有关系,另有4项队列研究的数据资料也呈现相同的结论。

科学家怀疑反式脂肪不仅影响人体的胆固醇量,还会增加血液里的甘油三脂,造成动脉炎,并且损害血管壁的健康。总的来说,反式脂肪的坏处远大于饱和脂肪,而且多项实验结论也大致相同。

由于美国越来越多地方禁止餐厅使用反式脂肪,食品业者正努力开发新的替代品。希望这些"改良方案"确实比较有益健康,别再像从前一样。那么抗议者也就可以把精力花在其他更迫切的议题上,例如麦当劳外卖窗口的服务为什么一点也不快;这个问题连我也很想去抗议。

在食品成分表中,只要反式脂肪少于0.5毫克,依规定可以标示为零。这表示即使你吃了好几份或是好几种号称零反式脂肪的食物,你还是吃进了不少的反式脂肪。要避免的话,请详阅食品成分表,别碰任何含有部分氢化植物油的食物。

碳水化合物使人发胖吗?

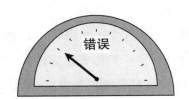

错误

科学证据告诉你:错误

在一长串低碳水化合物饮食法的忌口黑名单上,最臭名昭彰的莫过于马铃薯了。当美国联邦政府禁止低收入妇女用补助的食品券购买马铃薯时,克里斯·沃伊特再也无法忍受。身为华盛顿州马铃薯协会的会长,他决定挺身而出。于是整整两个月内,这名男子只吃马铃薯;平均一天 20 颗,吃遍各种烹饪法(但是不加黄油和酸奶)。最后,他瘦了 9.5 千克。

这位会长的演出虽然震撼视听,甚至登上报纸头条,美国联邦政府却没有改变关于马铃薯的政策。但是这条新闻却十足生动地传递了一个科学信息:碳水化合物不是体重上升的主因,因此想减肥的人并不需要避开碳水化合物。

科学的验证与研究

虽然有各式各样的复杂异常的减肥理论,但体重的公式其实简单不过。如果你吃进的热量大于消耗的热量,体重上升;反之则体重下降。至于热量来自于碳水化合物、脂肪还是蛋白质,这无关紧要。

数十项随机实验在比较不同的饮食减肥法后,都支持上述说法。虽然有些实验显示低碳水化合物饮食法在前 6 个月能减去比较多的体重,但一年以后减去的体重和其他饮食法一样。

《新英格兰医学杂志》刊登过一项比较长期的实验:把四种饮食随机指派给 800 名超重的受试者,每一种饮食中碳水化合物、脂肪、蛋白质的比例都不同,也限制允许摄取热量的总和。两年后,每种饮食所减去的体重一样,大约是 4 千克。

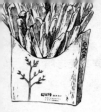

无独有偶,一项为期两年的随机实验比较了低碳水化合物饮食和低脂肪饮食,发现低碳水化合物饮食并没有减去更多体重。不过实验的确发现低碳水化合物饮食明显提升受试者人体内的高密度脂蛋白。但另一方面,低碳水化合物饮食组也比较容易出现口臭、落发、便秘和口干舌燥。

许多低碳水化合物饮食都特别抵制高升糖指数的食品,如焗烤马铃薯。因为高升糖指数的食品会在短时间内提升血糖(另一种相关指标是升糖负荷,它把升糖指数和每单位食物里的碳水化合物量都考虑在内)。低碳水化合物饮食的理论是,持续维持体内的低血糖值能够促进身体消耗更多脂肪并且降低饥饿感,于是体重下降。

然而这种说法的科学证据相当有限。大多数比较血糖控制饮食的实验规模都非常小,并且时间短暂,结果也不一致。其中一个原因可能是每种食品对血糖的影响因人而异,同时摄取的其他食物也会造成影响。

沃伊特先生彻底享受了马铃薯大宴,感恩节时他甚至看着家人享用大餐,自己则吃了一只用马铃薯泥做成的火鸡。最后马铃薯减低了他的餐前血糖和胆固醇,但是对沃伊特先生精神状态的影响则不得而知。

同样分量的马铃薯和甘薯所含的热量相当。马铃薯的钾含量较多,甘薯则有较丰富的纤维和维生素 C。而且甘薯还富含维生素 A,一只中等大小的甘薯可以提供 7 日所需的维生素 A 量。

碳水化合物有助于减重吗?

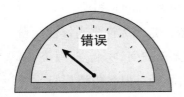

科学证据告诉你:错误

当我初次听到"清晨香蕉"这个词,还以为是哪位诡异的早晨电台节目主持人。结果,清晨香蕉是挺诡异的没错,但所指的则是一种早上只吃香蕉的减肥法,午晚餐则没有限制。自从某位日本歌手宣称她靠清晨香蕉瘦了近 7 千克后,香蕉的销量骤升,甚至缺货。

支持者宣称香蕉饮食法的关键是"抗性淀粉",抗性淀粉的意思是指这种淀粉无法在小肠里分解吸收。除了香蕉(尤其是绿香蕉)以外,像马铃薯、面包、意大利面这些低碳水饮食法的忌口食物其实也含有抗性淀粉。因此对于高碳水化合物饮食减肥法来说,这些是优良食品,因为抗性淀粉能帮你消耗脂肪、缓解饥饿,达成减肥目的。虽然有一些初步的研究支持这种理论,我却不认为香蕉是首选。

科学的验证与研究

抗性淀粉的多寡取决于食物的处理与烹调过程。高抗性淀粉的食物包括未加工的全谷物、玉米片、生燕麦片、冷意大利面、生马铃薯,还有冷却的熟马铃薯。有一种经特殊加工过的玉米粉里也富含抗性淀粉,可以添加在食物内或当作面粉的替代品。

实验研究发现,增加老鼠饮食内的抗性淀粉的确能让体脂肪下降,或许是因为激素的改变带来饱足感因此停止进食。抗性淀粉的拥护者经常引述一项以人为对象的研究计划,受试者们吃了 4 种抗性淀粉含量不同的膳食;含抗性淀粉5%(占碳水化合物的比例)的比起没有抗性淀粉的,导致消耗的脂肪多了23%。听起来很惊人,但实情是:整个实验只有 12 名受试

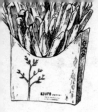

者,他们每种膳食只吃了一种,实验时间一共 24 小时。

大体说来,所有的相关人体实验都是短期小型且结果并不一致。有的显示抗性淀粉能增加饱足感或是降低食量,但其他实验则没有相同发现。所以没有任何直接证据显示摄取抗性淀粉能够减肥,即使是短期。

如果高抗性淀粉饮食真的帮助你减了肥,或许是因为许多高抗性淀粉食品富含纤维,而后者的确能协助减轻体重。无论如何,吃燕麦、豆类、糙米,还有其他健康的高抗性淀粉食物,对你没有坏处。但我想清晨只吃香蕉的做法应该就免了吧。

虽然没有证据支持吃香蕉(不管任何时间)可以减肥,但也不能说香蕉会导致肥胖,虽然有些饮食法理论这么认为。一根中等大小的香蕉的热量值大约是 105 卡,中等大小的苹果则是 95 卡。香蕉含有丰富的钾、维生素 C 和纤维。

薯条含致癌化学成分？

未成定论
？

科学证据告诉你：未成定论

如果你跟我一样，发现自己很难抵抗薯条的魅力，那么请试着拜访这家位于加利福尼亚州的快餐店。在这里你会发现墙上张贴着："这里卖的某些食物或饮料，包括薯条……可能含有丙烯酰胺——一种加州法律认定会致癌的化学成分。"你本来想说"来个超大份的"，但一看到这个，你对薯条的食欲就会被彻底破坏。

这则警告的存在是因为根据加州法律规定，厂商必须告知大众有关在销售的产品中所含的任何会致癌物质。当州政府控告连锁快餐商家未尽告知之责后，商家同意张贴相关告示。但这些警示夸大了科学的确定性。虽然遭质疑的化学成分丙烯酰胺制造了骇人的新闻头条，但是该项研究还不能完全确定含有它的食物真的会对健康造成威胁。

科学的验证与研究

丙烯酰胺是经由如马铃薯之类的淀粉类食物在高温加热后产生，炸薯条和薯片中该成分的含量最高，但丙烯酰胺也可以在咖啡、麦片、咸饼干、甜饼干和面包及其他食物中发现。根据估计，我们所消耗的热量中有超过1/3来自含有丙烯酰胺的食物。

这种化学成分也适用于工业生产中。研究表示，接触到大量丙烯酰胺会导致工人的神经问题。此外，有证据显示它也会导致啮齿目动物罹患癌症。但动物摄取的量至少是我们每天从食物中所摄取的1000倍，这使其结果很难适用到人类身上。

病例对照研究发现，暴露于高丙烯酰胺环境中与停经妇女罹患雌激素

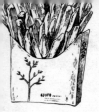

引起的乳腺癌有关。但另一方面，两项大型的队列研究显示，丙烯酰胺摄取量最高的女性罹患乳腺癌的风险并未较高。

这些研究的其中一项被称为荷兰队列研究，它发现摄取丙烯酰胺含量最多的人，其罹患肾癌的风险也随之升高。虽然一般认为这跟罹患卵巢癌和子宫内膜癌也有关，但另一项针对瑞典妇女所进行的大型队列研究则未发现这种风险。

研究得到不一致结果的可能原因是，研究进行时很难准确衡量丙烯酰胺的摄取量。即便在单一特定食物中，由于处理与烹调及保存方式，其含量也可以有很多的变化。例如，在 FDA 针对 7 家不同麦当劳薯条的测试中，其数值介于 $155/1 \times 10^8$—$497/1 \times 10^8$，其中有超过 2 倍的差异值。

油炸方式产生的丙烯酰胺最多，而水煮、蒸煮与微波方式几乎不会产生任何丙烯酰胺。较久的烹调时间，如把吐司烤焦，或是油炸马铃薯到变成棕色，都会提高丙烯酰胺的含量。

如果你很关切这个问题，减少接触到丙烯酰胺最好的方式是避免接触烟草烟雾，因为这远胜过食物所含的丙烯酰胺量。至于薯条，你不会在任何餐厅看到宣称吃薯条往往也导致肥胖、高血压、心脏病或糖尿病的警告，但这些因素都要比未经证实的癌症风险来得更可信。真糟糕，这种警告对我并不总是有效。

在烹调前先把马铃薯片浸泡在水里15—30分钟，可以降低丙烯酰胺含量。存放在冰箱里的马铃薯在烹饪过程中会增加丙烯酰胺含量。

多谷物食品对健康有益吗?

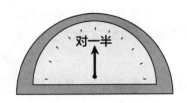

科学证据告诉你:对一半

星巴克的饮料单绝对是故弄玄虚的经典。如果你点小杯,你拿到的是高杯,说起来其实是中杯,但店里的中杯名字叫做大杯,矮杯才是真正的小杯。

对大学英文教师罗森塔尔来说,这真是令人抓狂。但是直到她在星巴克点了一个原味的多谷物百吉饼,所有的不满终于爆发。当那位服务于一家纽约曼哈顿星巴克的咖啡师问她希望百吉饼上抹奶油干酪还是黄油,罗森塔尔拒绝回答;她认为既然自己点了原味百吉饼,这样的问题非常多余。一场口舌之战于是展开,最后因为教师过于激动,而被星巴克请来的警察带出店外。

"就语言学来看,这件事蠢到极点。"罗森塔尔接受媒体采访时认为,自己既然点了原味多谷物百吉饼就不需要解释搭配什么。"我坚持使用正确英文。"她说。

但或许罗森塔尔可以把这股精神用在经常误导人的"多谷物"三个字上。有时候多谷物食品确实比较健康;但有时候,这三个字不一定表示比白吐司好。

科学的验证与研究

从面包、意大利面到饼干,越来越多的产品骄傲地宣称自己是"多谷物"。很多消费者认定这三个字等于"全谷物"或"全麦"。其实不对,多谷物仅仅表示这项食品含有好几种谷物,但这些谷物可能已经精制过。

天然的谷物含有三大部分:麸皮、胚芽和胚乳。一般白吐司和意大利面条用的是已经去除麸皮和胚芽,只剩胚乳的精制谷物。营养成分和纤维

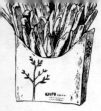

含量都下降许多。有些食品会把养分添加回去，包装上写着"营养强化"，但使用的还是精炼谷物。

全谷物则截然不同，保留了完整的三部分，如百分之百全麦面包、面条、糙米、燕麦，还有一般人比较少听到的小麦片。好几项队列研究发现，饮食中富含全谷物的食品可以减少患心脏疾病和糖尿病的风险。全谷物也可以帮助预防便秘和其他消化问题。

多谷物食品则不一定有这些好处，因为里面即便含全谷物，量也是很少的。就拿品客多谷物薯片为例，我们从产品包装上和电视广告中都能看到整堆的麦子形象，给人全麦薯片的印象。但产品的主成分其实是水磨米粉（精炼的），再加上一些荞麦粉、干燥黑豆。一份品客多谷物薯片的纤维含量仅 1 克，和其他口味的品客一样。

为了避免类似的营销陷阱，不要只看"多谷物"，还要寻找"12 种（其他数也行）谷物"和"全麦制造"等字样。同时，也别因为食物看起来咖啡色或有些麦子在里面，就认为那是全谷物食品，还是要看成分表里面有没有全麦两字。

在英文教师大爆发事件中的星巴克多谷物百吉饼就不是全谷物食品，其主成分是精制面粉。不过真的不需要为了这种事扛上咖啡师，直接换点水果色拉就好了。

业者一向宣称发芽谷类面包含有更多营养。虽然发芽谷类面包可能含有比较多的蛋白质和一些养分，但尚无证据显示其比一般全谷类面包更健康。

燕麦能降低人体内的胆固醇？

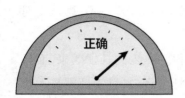

正确

科学证据告诉你：正确

　　如果要说 1980 年代有什么一窝蜂的现象，大家通常想到的是金融业和流行时尚。但我第一个想到的则是：燕麦麸皮。比较年轻或是对营养不太留心的人可能没听过，但燕麦麸皮曾经被认为能降低胆固醇而在 1980 年代晚期掀起一股狂潮。自从 1987 年的畅销书《8 周战胜胆固醇》主张燕麦麸皮有神效后，燕麦麸皮就开始无所不在，从玛芬蛋糕、面包到薯片。桂格燕麦麸皮谷片的销量则在 1987—1989 两年间增长了 20 倍。

　　这股风潮一直持续到 1990 年，当时《新英格兰医学杂志》刊登了一份研究，质疑燕麦麸皮的有效性。于是燕麦麸皮又退回二线角色，但燕麦还是很受欢迎。

　　几年后，FDA 出面支持通用磨坊食品公司的燕麦圈和其他食物，声称燕麦可以降低胆固醇，对心脏疾病有帮助。但是到了 2009 年，FDA 勒令通用磨坊停用"降低胆固醇"等字样。

　　如果你被错综复杂的历史搞得晕头转向，那很正常。幸好科学的证明稍微简单明了一些：有充分的证据显示，全燕麦的确对健康有好处，不管是燕麦片、早餐谷片，还是燕麦麸皮。

科学的验证与研究

　　燕麦含有一种可溶解纤维叫做 β-葡聚糖，大麦里也有。这种纤维会和胆酸结合然后排出体外。胆酸的原料是胆固醇，当身体排出胆酸后，必须消耗一些胆固醇来制造胆酸，于是血液中的胆固醇下降。重点是，由于人体势必要补充胆酸，所以绝对会有效果。

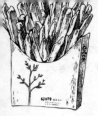

专门提供健康方面文献资料的独立组织考克兰团体曾经选出 8 项随机试验来进行荟萃分析,这些研究的受试者都有患胆固醇升高和心脏病的高风险。最后发现被要求每天都吃燕麦的受试者体内的总胆固醇和低密度脂蛋白,比起只吃精炼谷物食品的人多下降了 7% 和 8% 。不过,燕麦对高密度脂蛋白没有影响。

这些随机研究只是为期 4—8 周,所以无从得知燕麦的长期效果,而且很多研究是由推出燕麦产品的公司资助。但不管怎么说,科学证据显示燕麦的确能降低胆固醇。

一个人一天必须吃 3 克 β-葡聚糖才会有效果,大概要摄入一杯半的熟燕麦片或是三杯的即食燕麦或燕麦谷片。问题来了:既然燕麦谷片有效,为何 FDA 勒令通用食品改掉字样呢?那是因为原本的文字让燕麦谷片看起来具有药品效果,有违 FDA 规定。

当然,燕麦不是万灵丹,还是必须搭配对心脏有益的饮食习惯及运动。而且不是每一种燕麦产品都行,燕麦饼干和巧克力口味的燕麦谷片(糖分比燕麦还多)就不在此列。

研究显示,燕麦饮料降低胆固醇的效果会比谷片还好。我们就等着看食品业者会拿出什么样的产品吧。或许不久后大家就能开怀畅饮燕麦果汁,虽然我想自己是不会碰的。

即食燕麦所含的可溶解纤维量和传统烹煮的燕麦一样。

麸质有害健康吗？

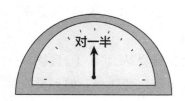

科学证据告诉你：对一半

我吃东西有个怪癖：我是个全麦食品狂。如果面前有一整条全麦吐司，我可以在转瞬间啃个精光。不管是百吉饼、早餐谷片、面条，或是比萨饼皮，只要是全麦做的我都爱吃。甚至连我的一些朋友和家人觉得吃起来像卡纸（虽然他们应该没真的吃过卡纸）的那种低盐无脂全麦饼干，我都吃得津津有味。

要我放弃麦子，除非是生死攸关的情况。对有些人来说，吃不吃麦子还真的是攸关生命；他们的消化系统出了问题，只要吃到麸质（一种存在于大麦、小麦、黑麦中的蛋白质）就会伤到小肠肠道，影响身体吸收营养的能力。发病的症状包括胀气、贫血、出疹子、不孕，还有骨质疏松等。

目前可以通过血检和组织切片来检查是否有麸质过敏，大约1%的人有这种疾病。唯一的控制办法就是避免食用麸质，从啤酒、香肠到面条和松饼都不能碰。

其他99%的人虽然没什么过敏症状，但越来越多的人选择不吃麸质。有些人说自己无法顺利消化麸质（就像乳糖不耐受一样），因此不吃麸质以后感觉更健康。既然目前还没有实验研究过这些非真正过敏的麸质不适症，我们只能先相信他们的说法。

科学的验证与研究

但要说无麸质饮食能够改善某些疾病，如关节炎和糖尿病，那可就令人大大质疑。最常见的说法是无麸质饮食可以改善自闭症。虽然有些研究显示改用无麸质饮食的自闭症儿童出现轻微的改善，但一切都还在非常初步的阶段，尚无结论。

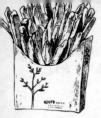

《观点》节目的主持人伊丽莎白·哈塞尔贝克更夸张,大肆鼓吹无麸质饮食可以让每个人更健康。哈塞尔贝克本身有麸质过敏,她写了一本推崇无麸质饮食的书。书里写道,即使没有麸质过敏的人,如果不吃麸质也可以"减肥……提升能量,提高注意力,加速消化"。我觉得书名改成"无证据饮食法"更为贴切。

不过如果无麸质饮食能强迫你少吃精炼的淀粉食品,如饼干、蛋糕和白吐司,可能确实对健康有好处,而且还可以减少摄取的热量。但如果只是改吃无麸质的加工食品,结果可能更糟。

因为加工食品一般含有较多糖分及热量,纤维和维生素 B 的含量较低,而且通常较贵。因为饮食里的麸质几乎无所不在,要完全不吃麸质需要花不少功夫。我自己则情愿把时间花在寻找那些吃起来像卡纸的全麦饼干上。

藜麦是种日益受欢迎的无麸质食品,一般被认为是全谷物。严格说来,藜麦不算谷物,而是一种类似菠菜的植物的种子,但藜麦和全谷物一样富含纤维。

第三部分

蛋白质的功与过

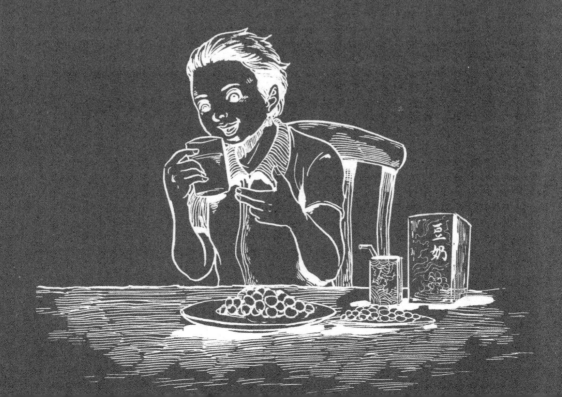

奶类、蛋类、豆类及肉类都含有丰富的蛋白质，补充人体所需，但它们也可能带来罹患心脏疾病、癌症的风险。蛋白质饮食该怎么挑选、如何烹煮才真的有益健康？

红肉有害健康吗?

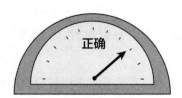

正确

科学证据告诉你：正确

　　我们中的大多数人在成长中会听从妈妈的各种训示。有些"妈妈经"的内容属实,如过马路前要先看两边,以保安全,而有些内容则不是,如不要翻白眼,不然眼睛会卡到。还有介于两者之间的其他"救令",例如记得要穿干净内衣裤以防你临时发生意外而出糗。这建议有一定道理,虽然不完全对(妈妈们竟忘记了一个更重要的理由:良好卫生习惯)。

　　一般对红肉的看法也类似这样缺乏道理。红肉的定义为牛肉、猪肉、羊肉或是任何相关肉制品,如汉堡包、香肠或辣肉酱。经常有人劝戒我们避免吃红肉,因为吃太多会对心脏不好。的确,研究指出,高肉类饮食隐含健康风险,但是最确定的威胁来自癌症,而非心脏病。

科学的验证与研究

　　超过 12 项队列研究认定,高红肉摄取量与增加罹患直肠癌的风险有关。举例来说,欧洲一项针对 47.8 万名男性与女性进行的研究发现,相较于食用较少量红肉者(每天少于 1 盎司),那些食用较多量红肉者较易罹患直肠癌(每日食用约 5.5 盎司或超过此量)。

　　研究也认为,吃肉与其他种类的癌症相关,包括肺癌、肝癌与食道癌,尽管此项证据不如与跟直肠癌的相关性那样确定。

　　肉类与癌症相关性的背后,可能的帮凶是红肉所含的一种铁质(血基质铁)。在消化过程中,血基质铁有助于俗称亚硝基化合物的潜在致癌物质在肠道内形成。其他可疑因素包含高温烹煮肉类时所产生的杂环胺类(请见第三部分—全熟肉品会致癌吗?)。

　　科学家怀疑这些因素与红肉所含的高饱和脂肪（请见第二部分—饱和脂肪真的有害心脏吗?）可能与心脏病成因有关。但整体而言，红肉与心脏病成因之间相关性的证据繁杂不一。某些研究（其中包含一项追踪8.4万名女性长达26年的研究）发现，那些吃较多肉类的人罹患心脏病的风险较高。但是当研究人员从涉及1200万人的20项研究中汇总资料时，发现两者并没有绝对相关。

　　这些科学家的确发现加工肉品，包括培根、火腿、香肠和热狗，与提高罹患心脏病及糖尿病的风险有关，其他研究则将之与结肠癌联系起来。由此可知，用来保存、增添加工肉品风味与颜色的硝酸盐和亚硝酸盐也可能是致癌的帮凶。一项大型研究发现，常食用最精致加工肉品与红肉的人早死的概率也稍高。

　　这并不表示你需要完全放弃吃肉，一个礼拜偶尔吃一小块牛排、汉堡包或热狗是不会有问题的。只要记住妈妈教导过的：一切要酌量。这点倒是无可争议。

　　在业界广告中曾被称为"另一种白肉"的猪肉，事实上可以跟家禽肉一样精瘦，只要你选对正确部位。一份4盎司的猪肉里脊肉（去脂肪后）拥有与带皮鸡胸肉等量的饱和脂肪与热量。但是一份4盎司的猪肋排要多出2倍脂肪与50%的热量，这已经可以和菲力牛排相比了。

草饲牛肉比谷饲牛肉好？

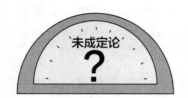

未成定论

?

科学证据告诉你：未成定论

在我儿时的钢琴课上，我学到用"每个好男孩都表现良好"（Every Good Boy Does Fine）中的大写字母记忆五线谱高音谱号的方法。当时我并不知道这句话是什么意思，现在也还是不知道。相比之下，记忆低音谱号空间的"所有乳牛都吃草"（All Cows Eat Grass）就有道理多了。但就畜牧业的这一课而言，这句子有点走音了。

在美国，牧牛主要以玉米与其他谷物喂食，而非草料饲养。近年来草饲牛蔚为风潮，部分原因是它被视为比传统饲养方式更有益健康。草饲牛显然具备一些营养优点，但付出高价能否买到更好的健康则未有定论。

科学的验证与研究

作为反刍动物，牧牛本来应该以草维生。这也是它们生命初期的主食，但随着牛龄渐长，它们被送往饲育场以谷物饲养以求尽可能快速地养大。结果是与只用牧草喂养的牛相比，用谷物饲养的牛整体含脂量较高而且肉质较软（有些人会认为比较好吃）。

草饲牛肉与谷饲牛肉皆含有与心脏病高风险相关的饱和脂肪（请见第二部分—饱和脂肪真的有害心脏吗？）但草饲牛肉所含较高比例的饱和脂肪是一种不会提高胆固醇指标的硬脂酸。

而且草饲牛肉比一般牛肉更富含 Ω－3 脂肪酸（一种多元不饱和脂肪酸）。有关研究显示，食用草饲牛肉者的血液里要比食用一般牛肉者含有更多这种优良脂肪。但是牛肉所含的 Ω－3 脂肪酸还是无法与鱼类如鲑鱼所含脂肪酸相比。因为牛肉的此种脂肪来自 ALA 的形式，ALA 的优点不像

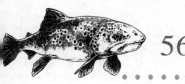

鱼类所含的Ω-3脂肪酸那样广为人知（请见第二部分—鱼油能预防心脏疾病吗?）。

草饲牛肉的优点不仅于此，其所含脂肪之一的共轭亚麻油酸（CLA）常被宣称可以预防心脏疾病、癌症、糖尿病与肥胖症。然而，大多数相关证据来自实验室与动物研究，因此对于它在人体健康上所发挥的影响很难有明确结论。

至于安全议题，我们常听到一般牛肉要比草饲牛肉更可能引发食物中毒。这是因为谷物会让牛的胃分泌更多酸性物质，而这种酸性环境被认为是导致致病性大肠杆菌盛行的主因。当有些研究主张这种论点为真实时，也有其他研究提出不同看法，认为草饲牛肉与一般牛肉被感染的概率是一样的。

我们确知的是，全以草料饲养的牛几乎不需要抗生素，而以谷物喂养的牛需要定期给予抗生素。许多科学家相信抗生素在动物身上的广泛使用，是导致抗药性增强的主因。因此，选择草饲牛肉而非谷饲牛肉也是促进公共卫生的方法。

与其用记忆谱号的"所有乳牛都吃草"，还不如改用"抗生素饲牛吃谷物"（Antibiotic-Fed Cows Eat Grain），这肯定更贴近事实。我只是不确定小学二年级学生对这个句子接受度有多高。

标示"有机"的牛肉不一定就是草饲牛肉。"有机"一词意指牛未服用抗生素或激素，而且只吃有机饲料。但其饲料可能是草料也可能是谷物。

全熟肉品会致癌吗？

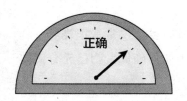

科学证据告诉你：正确

你也许听说过铁腕厨师、法国厨师还有原味厨师，姑且就称我为紧张厨师吧。当我邀请朋友在自家院子野炊时，总担心若肉不够熟会额外奉送沙门菌。结果，我通常烧烤再烧烤，直到肉全部熟透为止。但是这样做可能不会替朋友带来什么好处。因为在消除一个危害健康的风险的同时，烧焦的鸡肉或汉堡包可能会带来另一个风险：癌症。

高温烹煮或烧烤全熟的食物会产生让实验室动物患癌的杂环胺。此化学物质产生于肉类，包括牛肉、猪肉、家禽，而较少见于海鲜，更不会出现在蔬菜或豆腐之中。烹饪时间越长产生的杂环胺越多，而较高的温度也会导致杂环胺的产生，这也是为什么烧烤及焙炙容易产生最高量杂环胺的原因。低温烹饪方式，如炖焖和水煮几乎不会产生这类化学成分。

科学的验证与研究

一些人群与病例对照研究分析杂环胺对人体健康的影响，其中有些研究发现两者并没有相关性，但大多数研究都指出，大量摄取过熟肉类与罹患不同类型癌症有关，包括结肠癌、乳腺癌、前列腺癌、胰腺癌、肺癌及胃癌。

进一步的证据来自几项大型的队列研究。举其中一项研究来说明，每天消耗至少1/3盎司全熟肉类的男性罹患前列腺癌的风险要比完全不食用的男性稍高。另一个是美国国立卫生研究院与美国退休人员协会进行的饮食与健康研究发现，食用最多烧烤类与烤红肉的男性罹患胰腺癌的风险稍有上升，但这与煎肉、烘肉或微波加热肉品无关。

　　总而言之,这项证据有力到足以警示我们采取预防措施。烧烤前先浸泡肉类可以减少杂环胺的形成,另外也可以先放到微波炉里加热1—2分钟再烹煮。不要用烤肉滴出的油汁当酱汁或涂抹食物,因为它含有高量杂环胺。

　　当你烧烤时,温度不要过高,并避免大火烧烤,要记得常常把烧烤食物翻面,并在食物烧烤过熟或是烧焦前起锅。关于如何确保食物已充分煮熟(也是我最关心的事),建议你使用温度计。

　　现在想到我从来没有使用我家厨房抽屉里的肉品温度计,也该是开始使用它的时候了。或许当初把它送给我的朋友试图指点我什么也说不定。

　　快餐店汉堡包和鸡肉因为煮熟速度很快,所以杂环胺的含量较低。

鸡蛋对心脏有害吗?

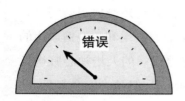

科学证据告诉你:错误

　　我始终忘不掉那一期《时代》杂志的封面:一张用荷包蛋和培根组成的脸;荷包蛋是眼睛,培根则是嘴巴。那一期的杂志头条直截了当:"把鸡蛋和奶油放一边! 胆固醇原来可能致命,饮食习惯即将大翻转。"

　　那是 1984 年。身为着迷于营养学的大学生,我觉得那篇报道实在太有道理,于是发誓再也不吃鸡蛋(不算太难,别拿学校自助餐里的炒蛋就是了)。我剪下这篇文章小心地保存在文件夹里,深信有一天这篇报道的历史重要性会像"人类登陆月球"一样。完全没想到这篇"鸡蛋已死"宣言最后只能和"邮轮沉没,乘客全数生还"以及"杜威大胜杜鲁门"相比,成了无稽之谈。

科学的验证与研究

　　在《时代》杂志发表鸡蛋警报之后,研究机构做了许多针对鸡蛋和心脏疾病的长期队列研究,研究对象总共超过 10 万人。总体而言,这些研究还给鸡蛋一个清白:一周吃不超过 6 只鸡蛋对正常人的健康毫无影响。

　　可是鸡蛋黄含有很多胆固醇,而太多胆固醇不是会对人体有害吗? 人体的胆固醇来自肝脏,当我们吃下饱和脂肪和反式脂肪的时候,肝脏就会制造胆固醇。但是食物里的胆固醇则对人体的胆固醇含量没什么影响。也有一些会受到食物胆固醇影响的人,即所谓的高反应者,研究显示食物胆固醇会让这些人体内的高密度脂蛋白和低密度脂蛋白同时增加,于是中和掉不好的影响。另外,食物胆固醇所造成的低密度脂蛋白属于大分子,对人体的影响比较少。

鸡蛋的饱和脂肪含量偏低，而且还有不饱和脂肪，对人体有益。鸡蛋同时也是很好的蛋白质、维生素、矿物质来源。和高热量玛芬、百吉饼、谷片相比，鸡蛋不但有益健康，而且会带来饱足感。

为了怕通篇文章看起来像是鸡蛋产业的广告，这里还是要稍微提出一些警告：部分研究认为每日摄取过多鸡蛋会增加心力衰竭和 2 型糖尿病的风险；另外一些研究则发现，鸡蛋可能会让罹患糖尿病的人增加心脏病发作和早逝的风险。科学家还没找出这些相关的原因，但是为安全起见，糖尿病患者最好控制自己的鸡蛋食用量。

对大多数人而言，吃鸡蛋最大的问题不是鸡蛋本身，而是其他配料。如果你心目中的鸡蛋早餐是超大份牛排蛋卷或者是麦当劳的培根、蛋和奶酪饼干，那么 1984 年的文章仍然适用，还要加上肿胀的面颊和咸咸的泪水。

蛋黄虽然含有胆固醇，但也含有其他多种营养成分，蛋黄和蛋白都含有蛋白质。

养殖鲑鱼不如野生鲑鱼有益健康?

科学证据告诉你:未成定论

对于一些人来说,超市购物是愉快的经历;对我而言,它是一种精神消耗,因为它总是引发我脑海里的战争。脑海的一角是我的健康意识自我,它告诉我应该买最健康的东西;其他是我的成本意识自我,它阻止我多花一毛不该花的钱。

这出戏在我思考购买哪种鲑鱼时经常上演。对话是这样进行的:

健康意识自我声音:买野生鲑鱼而不要购买养殖鲑鱼。那如果它贵两倍呢? 你的健康值得花这个钱。

成本意识自我声音:他疯了! 养殖鲑鱼没什么不好,把钱存起来!

健康意识自我声音:为了省这几块钱而去承担吃污染养殖鱼而导致患癌症的风险,值得吗?

成本意识自我声音:如果你相信这套说法,你就是个傻瓜。

一旦噪声消退,我的理性自我会如此娓娓道来:研究显示,总的来说,养殖鲑鱼比野生鲑鱼更有可能遭受污染。

科学的验证与研究

一项刊载在《科学》杂志上的大型研究发现,养殖鲑鱼含有较高量的二噁英与农药及工业化学成分多氯联苯。污染程度则根据不同鱼源有所区别:最糟的样本来自苏格兰和法罗群岛,而污染最轻的养殖样本则来自智利和美国华盛顿州。

这些污染物的来源是养殖鱼的饲料。作为饲料的小鱼被磨碎成鱼粉后,其所含有的任何化学物质都会更加浓缩。同样情形发生在萃取自鱼类的鱼油被使用于食物上时。

多氯联苯和其他污染物已被证明会导致动物罹患癌症，而一些研究显示，暴露在高浓度化学成分环境下的工人，罹患癌症的可能性也大增。《科学》的研究人员根据美国联邦安全标准和相关的调查研究，估计每个月食用一次或一次以上的养殖鲑鱼会增加患癌症风险。但没有证据显示食用养殖鱼的数量与癌症有直接关系。

让情况更难料想的是，越来越多的养殖场改用不同的鱼饲料，进而可能降低污染量。而且鱼类并不是多氯联苯和二噁英的主要来源。我们通常在肉类、奶制品及蔬菜中吃到更多多氯联苯和二噁英。

养殖鲑鱼的一个好处是，它比野生鲑鱼更富含有益心脏健康的多元不饱和脂肪酸（$\Omega-3$，请见第二部分—鱼油能预防心脏疾病吗？）。而某些研究显示，相比于野生鲑鱼，养殖鲑鱼的含汞量可能较少，虽然两者的含汞量都已算很低（请见第三部分—大型鱼类含汞所以寿司有毒吗？）。

另一方面，野生鲑鱼也许对环境较友善，因为鲑鱼养殖会排放废物和传播疾病到海洋之中。这也是为什么当我买养殖鲑鱼时，我会设法向要求供货商符合严格环保标准的店家购买。我也会考问老板鱼品的来源（大西洋鲑鱼一直都是养殖鲑鱼，而阿拉斯加鲑鱼则始终是野生鲑鱼，太平洋鲑鱼可以是养殖或是野生）。

搜集这些信息可以让我更容易决定要购买什么。然后就该是寻找那些商店发放饼干、奶酪和面包免费样品的时候了。在忍受那些烦人的声音后，我想我有权利得到这些。

烹煮鲑鱼时，去除脂肪和鱼皮可以减少高达一半的污染物含量。

大型鱼类含汞所以寿司有毒吗?

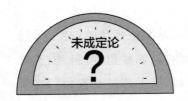

科学证据告诉你:未成定论

演员杰里米·皮文最广为人知的角色是饰演 HBO 影集《我家也有大明星》中的暴躁经纪人阿里·戈尔德。如果皮文曾经想过被阿里毒舌攻击的感受如何,当他在 2008 年因传闻中的寿司含汞中毒事件,而辞演一出百老汇舞台剧时,他应感同身受。

因为许多人用此事件嘲讽他,就连这出舞台剧的制作人都高度怀疑他。《每日野兽》以标题"可疑的借口"来讥讽皮文,而《纽约邮报》的标题则冠以"皮文的可疑故事开始发臭"。虽然有人推测,皮文感到恶心、头晕和无力等症状多半是因为他热爱派对而非吃鱼。但这个故事引发寿司爱好者对心爱的章鱼和鲔鱼可能含毒的关注。

科学的验证与研究

被工厂排放到大气中的汞会落入水中,而水中微生物将其转换为甲基汞的形式,然后被鱼吸收进去。其中大型且长寿的鱼类往往含汞量最高。

当《纽约时报》在 2008 年测试当地寿司样本时发现,25% 的参与店家和餐馆所卖的鲔鱼含汞量超过 FDA 的"采取行动标准"(意指应该将该项产品从市场下架的标准),其他城市的寿司检验也得到类似的结果。

尽管这听起来颇令人震惊,但还不清楚这样的汞含量是否确实会对健康造成威胁。再从关于日本和伊拉克的汞中毒研究中得知,出生前暴露在极高汞含量的环境中可能会导致儿童的神经损伤。但在法罗群岛和塞舌尔群岛等地,那里的居民大量吃鱼,且所接触的汞比美国居民还要高 10 倍左右,所得的研究结果却与预期不一致。

其中一些研究发现，孕妇产前接触汞可能影响儿童脑的发育，但其他研究结果显示两者并无相关性。美国与英国的研究已发现，母亲在孕期吃较多鱼所生的孩子，在认知测试中得分较高，这表示吃鱼的好处要大于鱼含汞所带来的坏处。

为了安全起见，FDA 建议怀孕及哺乳妇女或是准备怀孕的妇女，每周鱼类摄取量最多两餐，但是要避免含汞量高的鱼类，如鲨鱼、箭鱼、国王鲭鱼和方头鱼，并限制对长鳍鲔鱼的摄取量，即为每周不超过 6 盎司。这项建议同样也适用于儿童。

对于其他人，答案则很难一网打尽。某些人群与成人病例对照研究认为，接触低水平汞与轻微神经功能障碍有关，但其他研究并没有得到相同结果。同样，就摄取含汞鱼类是否会增加罹患心脏疾病风险这一点，研究结果也互有矛盾。但我们有相对强有力和一致的证据表明，鱼的确对心脏有益（请见第二部分—鱼油能预防心脏疾病吗？）。

在这场混乱中学到的教训是，如果你喜欢吃寿司，那就继续享用它。为了降低风险，注意你的鲔鱼摄取量，而非只选择含汞量低的鱼类，如鲑鱼。这样一来，你就不会落到皮文那样的下场，不得不因为寿司中毒而辞演，但也许这只是你一直在找的借口。

罐头白鲔鱼比罐头碎肉鲣鱼含汞量约高 3 倍。这是因为白鲔鱼罐头所使用的鱼品种——长鳍鲔鱼体型更大，所以比用来做碎肉鲣鱼罐头的正鲣积累更多的汞。罐头鲑鱼的含汞量则少于这两种类型的罐头鱼。

酸奶可以促进消化？

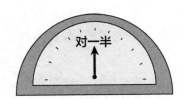

对一半

科学证据告诉你：对一半

从排队长龙来看，你会认为我家附近的冷冻酸奶摊正在发财。因为酸奶的口味没什么特别，我怀疑吸引这个朴实小区居民的其实是店家呐喊的口号："益生菌文化"，以此来宣传他们的产品是健康食物。有时候，我不知道是否会有疑惑的顾客以为这个标语，预示有场歌剧表演即将开始了。

事实上，此标语是指酸奶含有数十亿"好"细菌，如抵抗有害细菌和帮助我们消化食物的益生菌。感谢杰米·李·柯蒂斯的活力酸奶广告（或者也是大家熟悉的《周六夜现场》——美国老牌喜剧综艺节目模仿的各种版本），酸奶最为人所熟知的口号是"益生菌能帮助消化"。真假与否取决于讨论的是哪一种益生菌和哪些消化问题。

科学的验证与研究

良好的临床试验证据显示，特定类型的益生菌，包括鼠李糖乳杆菌和罗伊氏乳杆菌，对防止小儿急性腹泻很有效。研究也显示，鼠李糖乳杆菌和布拉迪酵母可以防止或减轻抗生素导致的腹泻。

有较不确凿但可信的证据显示，某些益生菌（包括名为 VSL#3 的种类）可改善激躁性结肠症患者的腹部胀气等症状。同样，某些（虽然不是全部）研究显示，服用益生菌可预防旅行者在国外吃到受污染食物或饮用水时出现的腹泻症状。

但是当谈到便秘或排便不正常，如同柯蒂斯在那些广告中委婉提及的——酸奶的效果其实没有那样强大。生产活力酸奶的厂商"达能"所资助的研究显示，每日食用三份酸奶产品会缩短"肠道运送时间"。听起来彷

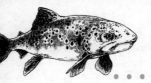

佛吃酸奶可以缩短你乘车去工作的时间（这样岂不是很好！），但让食物更迅速通过消化系统究竟意味着什么？不过这并不一定等同于减少偶发性便秘。

一篇关于益生菌和便秘的研究评论发现，整体证据有限，而益处微乎其微。例如在一项研究中，服用益生菌导致每周总共多一次解便，这实在称不上是同花大顺的喜事。

最好不去理会酸奶卷标上如"调节消化系统"的模糊用词。这是指酸奶可以预防或治疗一种症状的迂回说法，有利于厂商宣称该产品有健康效益，却无须向 FDA 提供任何相关证据。

益生菌和活益菌文化这些用词本身不告诉你酸奶是否可以解决你的特定问题。查看益生菌的学名以及美国酸奶协会的认证，都指出若要产生效果，剂量就要足够大。

我提到的那家当地冷冻酸奶店并不透露任何相关信息，但他们的招牌的确声称他们的产品"有益健康"。显然仅这样或是淋上燕麦，就足以让客户再上门。

希腊酸奶因为过滤水分，所以比普通酸奶浓稠，并含有 2 倍以上的蛋白质，但它的热量也较高，且含钙量较低。

生奶比杀菌牛奶更有益健康？

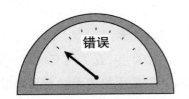

科学证据告诉你：错误

当事关健康和安全，人类可以有一些奇怪的优先级。例如，有些人担心在沙滩上受到鲨鱼袭击（极小的风险），却又轻率地整天晒着太阳，让自己处于罹患皮肤癌的危险中。其他人则烦恼使用手机会得脑瘤（未经证实的危险），但是却觉得开车时接电话和发信息没什么大不了。

接着是饮用未杀菌牛奶（又称为生奶）的争议。有些生奶爱好者回避杀菌牛奶，因为他们认为杀菌牛奶对健康无益，而大力歌颂生奶的健康益处，从预防过敏到治疗癌症都有，却忽略其潜在的致命危险。

巴氏消毒法是以低温加热牛奶来杀死细菌。在此方法被广泛应用之前，污染的牛奶经常使人们生病，时至今日与牛奶相关的疾病的爆发已很罕见。虽然其他条件的进步，如更健康的乳牛、农场卫生的改善，以及更佳的冷藏方法也会提高牛奶的安全性，但这并非万无一失。例如，在挤奶时小乳牛的粪便有时仍会掺混进来（抱歉，如果你正在边读边吃你的麦片），因此巴氏杀菌是一个重要的加强措施。

就因为在杀死有害细菌的过程中，益菌不免也同时被杀死，因此生奶支持者声称巴氏杀菌法使饮料不健康甚至有害。他们还表示杀菌过程消灭了牛奶中能增进健康的酶、维生素和矿物质，即便分析显示生奶与杀菌牛奶的营养成分是相同的。

科学的验证与研究

一些针对欧洲农家孩子的研究发现，那些喝生奶的孩子较少有过敏、哮喘、湿疹症状。然而，这些都只是具有统计学意义的相关人群研究，却可能忽略了农家生活的其他层面才是主要原因。

至于生奶支持者所声称的其他种种益处，证据就更少了，包括自闭症、蛀牙、问题行为、消化系统疾病、癌症和心脏疾病的预防或治疗。生奶支持者为了"证明"，通常举出牛奶饮用者和过去古老的故事中，治疗师如何使用生奶当万灵丹来治疗为佐证。可是这都不是可靠的科学。

但有确实的数据可以说明生奶的危险。1998－2008年，在美国有两起经通报死亡和超过1600起病例，源于饮用受细菌污染的生奶或生奶产品，包括曲状杆菌、沙门氏菌和大肠杆菌所引起的疾病。在许多案例中，受害者（往往是幼童）必须住院治疗，有时还伴有肾功能衰竭。

生奶支持者很快指出也有关于杀菌奶引发疾病的报道。但生奶显然风险更大，在美国有70%或以上的乳品相关疾病都与生奶有关，但与杀菌奶相关的疾病还不到3%。

无论生奶有什么健康优点，但它并不值得我们去冒这个险。现在，如果你能容许我告退，我得去玩悬挂式滑翔了，听说这是一个降低胆固醇的好方法。

虽然羊的粪便量少于乳牛，但是生羊奶不一定比生牛奶安全。污染的生羊奶曾引发严重疾病，尤其是在儿童身上。

豆奶比牛奶更健康?

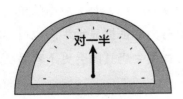

科学证据告诉你:对一半

如果你在 20 年前问我对豆奶的看法,我的答案会是:它很怪异、恶心,不能饮用。事实上我当时不知道它喝起来像什么味道,因为我从来没有试过。但我知道,它带有褐色色泽,并装在奇怪的盒子中,在健康食品商店被放在海带和小麦胚芽附近出售。这就够了,我不想跟这个东西有任何关系。

而现在我每天早上把它倒在谷物片上。是什么原因促成这种改变?答案是豆奶的形象大翻新。它被包装在冷藏牛奶盒中,放在超市的奶制品架上销售,丝牌制造商把豆奶变成看起来比较正常的产品。

因此,我愿意尝试。我很喜欢生活牌谷物旧广告里叫米凯伊的小朋友,很多人显然也有相同经验。由于其形象在 1996 年的革新,豆奶已经变成摇钱树。它比普通牛奶更健康的概念是让销售量高升的主因。但是否为真,取决于用什么样的尺度评判。

科学的验证与研究

让我们从热量开始:你从一盒豆奶中倒出一杯原味豆奶,得到约 100 卡热量,与脱脂牛奶所得数据大致相同。若跟全脂牛奶相比,豆奶会是较佳的选择。至于脂肪量,豆奶也具有优势。不像脱脂牛奶,豆奶含有被认为是有益的不饱和脂肪。跟全脂牛奶不同的是,豆奶只含有极少量的饱和脂肪(请见第二部分—饱和脂肪真的有害心脏吗?)。

牛奶的蛋白质含量比豆奶多一点,但牛奶含糖量也较高,其所含的糖类则是让许多人难以消化的乳糖。

至于维生素 D 含量,两者旗鼓相当:牛奶和知名品牌的豆奶具有等量的维生素 D。两者也含有 30% 的每日钙质推荐摄入量。然而,牛奶本身含矿物质,而豆奶则须添加矿物质。丝牌资助的研究表示,知名品牌豆奶所含的钙质,在吸收度上与牛奶是一样的。

那豆奶对骨骼的影响呢?虽然有些(但非全部)研究表明,大豆中的植物雌激素,称为异黄酮,可增加骨质密度,但有更有力的证据显示牛奶也可以。话又说回来,我们没有确凿的证据证明经常饮用牛奶真的会更不容易骨折。

如果你关心胆固醇,研究表明,大豆蛋白会降低人体低密度脂蛋白,而普通牛奶的饱和脂肪则会增加低密度脂蛋白。但你需要每天至少喝三杯豆奶才会受到很小的益处。

虽然豆奶是牛奶的一个健康替代品,但它不值得被戴上光环。给它光环的人就像我过去谴责豆奶,犯了太早下结论的错误。但要说服这些人并不容易,当涉及到健康食品时,我们很难对这头圣牛痛下杀手。

虽然杏仁是很好的蛋白质来源,但杏仁奶则不是。与豆奶所含约 7 克和牛奶所含 8 克或 9 克的蛋白质相比,一杯 8 盎司杏仁奶只含有 1 克蛋白质。米奶,是牛奶之外的另一种选择,可蛋白质含量还是低。

要强壮骨骼就要喝牛奶？

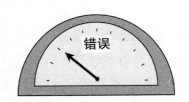

错误

科学证据告诉你：错误

虽然我几乎忘光自己在小学时学到了什么，但我还记得从《校园乐翻天》里学到的一切。当我成长于 1970 年代时，这部周六早上播出的音乐动画短片教会我什么是连接词，议案如何变成法律，还有美国宪法前言的意义（我仍然能背诵所有字句，但只有当我用《校园乐翻天》的曲调唱时才背得出）。

有一集内容全都跟骨骼有关。动画片用"骷髅"说明我们皮肤底下有付骨架，并告诉孩童如何保持骨骼强壮。"喝牛奶，一或两杯，"歌词唱道，"将有助于你保持骨骼形状"。

这是大多数观众已经知道的道理。在我们很小的时候，人人都需要牛奶以防止骨骼疏松和骨折的观念便已深入人心。但真相是：这并非事实。

科学的验证与研究

随机研究表明乳制品在短期内可以增加骨质密度。但整体而言，研究无法证明更多的乳制品能降低骨折，这才是真正的重点。一项包含 6 个队列研究的荟萃分析指出（其中还包括一项超过 7 万名护士参与、为期 26 年的研究），发现喝最多牛奶的女性并没有减低髋关节骨折的概率。

那么关于牛奶是良好钙质来源，也是我们强化骨骼所需的观念呢？这是真的，但钙质也可以从非乳制品的天然来源摄取，如豆腐、带骨鲑鱼罐头、绿叶蔬菜，以及钙质强化食品。虽然这些食物通常含钙量少于牛奶，你仍然可以得到足够的矿物质。

在印度和日本这些摄取钙质和乳制品量较低的国家，其骨折发生率也相对较低。这表示，决定骨骼健康的因素绝非仅是消耗大量的钙质或乳制品。其他因素如遗传、身体活动、身体尺寸与激素量也有影响。根据研究，其中特别重要的原因可能是维生素 D。虽然我们可以从牛奶中摄取维生素 D，但特定种类的鲑鱼和鲔鱼含量更多，最可能的摄取量来自日晒（请见第六部分—大多数人需要更多的维生素 D？）。

有研究人员举出在牛奶摄取量高的国家也有骨折发生率较高的例子，可以作为牛奶实际上会降低骨骼强度的证明。事实上，有些研究表明，动物蛋白质（乳制品即含有）摄取量高会导致骨骼流失钙质，由尿液排出。但一般而言，研究显示蛋白质不会伤害骨骼，而且可能对骨骼稍有益处。

如果你喜欢牛奶，继续饮用并没有什么不好。如果你不喜欢喝牛奶，不要逼自己去喝。谨防那些坚称一天没有摄取三份乳制品就不可能有健康的骨骼专家。这些科学家中的有些人经证明与乳制品业有金钱往来关系。

这给了我一个启示：如果他们制作更多的《校园乐翻天》的影片，也许应该有批判性思考的一集。我甚至已经写好歌词了：专家也是人，像你我一样，他们也有偏见。在你跟着他们往山上走之前，先确定谁帮他们付账单。

菠菜含有相对丰富的钙，但能被人体吸收的很少。这是因为菠菜富含草酸，结合钙质后会降低吸收率。其他的绿叶蔬菜，如西兰花、甘蓝、芜菁等，所含草酸比菠菜更少，因此是较佳的钙质来源。

乳制品会致癌？

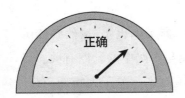

科学证据告诉你：正确

前纽约市市长鲁迪·朱利亚尼与善待动物组织并非思想上的灵魂伴侣。但他们有一个共同点：针锋相对的战斗风格。

在 2000 年，战斗架势出现，当善待动物组织在广告招牌上使用市长影像来嘲讽乳制品业的"喝牛奶吗？"广告，该组织刻画了一个留着牛奶胡子、神情落寞的朱利亚尼，配上"得了前列腺癌吗？"的标题。而当时，这位市长正在接受前列腺癌的治疗。

当朱利亚尼威胁要起诉后，善待动物组织撤下了广告牌。尽管如此，该组织宣称这短命的倡导活动很成功，因为它所引发的争议有助于唤起乳制品会提高患前列腺癌风险的意识。为了驳斥这一广告宣称的危险，朱利亚尼以不断在公开场合大口喝牛奶的行为嘲讽善待动物组织。但或许他应该听他们的。

科学的验证与研究

许多研究已探讨乳制品和前列腺癌之间的关系。《全国癌症机构期刊》发表的一项 10 个队列研究的荟萃分析发现，乳制品摄取量最高者要比最低者更易患前列腺癌。其中一项涉及近 4.8 万名健康专业人员的研究发现，每天喝两杯或两杯以上的牛奶会增加患癌风险。

在这项荟萃分析之后发表的几项大型队列研究已证实，脱脂牛奶和其他低脂肪的乳制品是潜在的罪魁祸首，免除了"全部"乳制品的嫌疑。虽然我们并不完全清楚原因，但一些科学家认为这可能是由于钙质和维生素 D 的影响。相对于全脂牛奶，脱脂牛奶含有有较多的钙质，有研究表示这可能会抑制人体内维生素 D 含量。而维生素 D 含量低与前列腺癌相关。

另一种解释是牛奶和钙质会升高一种称为类胰岛素生长因子（IGF-1）的激素，高浓度的类胰岛素生长因子与前列腺癌的高罹患风险相关。第三种理论则归咎于在牛奶中发现的雌激素。

前列腺癌并不是唯一与乳制品有关的癌症，卵巢癌也是，虽然整体的证据尚不足。如果风险增加，研究人员怀疑可能与牛奶中的乳糖有关。当乳糖分解成半乳糖时，研究显示可能对卵巢细胞有害。关于大肠癌，有一个更令人鼓舞的消息是研究持续发现，大量饮用牛奶会降低罹患风险，对乳腺癌则没有影响。

不过，这并没有停止善待动物组织把"得了乳腺癌？"口号作为其"牛奶糟透了"运动的一部分。不同于前列腺癌的广告，这些广告强调粉红丝带而不是人。这样做可能是明智的，因为丝带反击的可能性远低于鲁迪市长的反击。

为了增加牛奶产量，一些乳牛被注射人工合成激素（重组牛生长激素 rBST），这被归咎为导致女孩性早熟的原因，但目前还没有这方面的证据。牛奶的杀菌过程会摧毁激素，而剩余成分并不会为人体所吸收。虽然所谓无激素有机牛奶是不含人工合成激素的产品，但是它们仍然含有少量自然生成的生长激素（BST）。研究表明，此类产品生长激素的含量与注射人工合成激素的乳牛牛奶相等。

乳制品可促进减重？

科学证据告诉你：错误

有时，广告信息即便在广告消失后还会继续出现在我们的生活中：可口可乐是"真实的东西"，天美时手表"带走重击，让手表继续滴答作响"，肯德基炸鸡能"吮指回味乐无穷"。

我想补充这份名单，加上"喝牛奶可以减重！"这句。多年来，牛奶胡子名人群从大卫·贝克汉姆到菲尔博士，敦促我们喝牛奶是一种瘦身的方式。虽然这无处不在的广告在 2007 年告终，他们推广的概念却没有跟着消失。

广告是乳制品业庞大营销推广的一部分，其中也包括小区活动和现金奖励的减重竞赛。这一切都在传递每日 3 份乳制品可以帮助减肥、消耗脂肪和减轻额外体重的信息。

科学的验证与研究

这不是凭空而来的概念。一些观察研究发现摄取较多钙质者，无论是通过食用补充食品或奶制品，往往比那些摄取较少钙质者更瘦。

此外，几个小型的短期研究显示，摄取大量乳制品与低热量饮食的受试者，要比低乳制品摄取量的受试者减掉更多的体重和脂肪。这些研究全部都是由乳制品业资助的一位美国田纳西州大学研究员所进行的，他曾得到乳制品减重专利，并将其权限卖给乳制品业。

之后，其他科学家对此表示怀疑，消费者维权者活动家也声明联邦贸易委员会犯规，乳制品业决定暂停这项宣传活动，"直到进一步的研究提出更强有力、更确凿的证据，证明乳制品摄取和减重之间的相关性"。

好了，现在有进一步研究，包括数项临床实验和荟萃分析，总体而言，并没有显示摄取大量乳制品的受试者有更显著的减重或减少脂肪的结果。少数的研究甚至认为乳制品与体重增加有关系。

得到阳性结果的田纳西大学研究人员表示问题出在其他人的研究设计。许多研究并未对受试者进行饮食热量控制，他说这是乳制品减重发挥效果的必要条件。他列举的另一个缺点是，并非所有的受试者都缺钙，这也是他认为乳制品要有奇效所不可或缺的条件之一。哦，还要加上你必须超重和未采用高蛋白质饮食。

对多数消费者而言，这些警告既不清楚也不相关。广告所说的与许多人持续听到和相信的是，牛奶与其他乳制品能有助于减重。句号结束，就这样。

如果那些广告再出现，也许它们看起来像印刷精美的现金与游轮赠送的广告：

食用乳制品，可以减重！

（只有在你本身过重并采取热量控制饮食的情况下，且要摄取少量钙质与避免高蛋白摄取。请遵守限制，避免违规。）

虽然乳制品对抗肥胖的效果未得到证实，但它有助于防止其他两个常见的问题：2 型糖尿病和高血压。许多研究已发现，食用低脂肪乳制品可降低这两项疾病的风险。

第四部分

蔬食、调味佐料的美味与营养

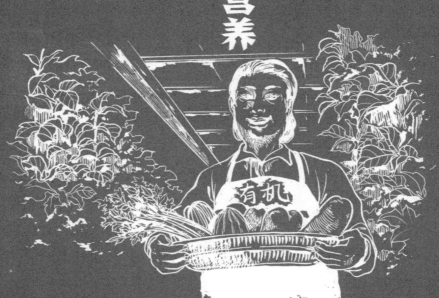

味精有害健康吗？海盐比食盐更营养？看似天然的调味料真的比人工提炼的更卫生美味吗？吃有机食物、生食蔬菜是否更能帮助身体吸收营养？科学帮你找到意料之外的答案。

砂糖比高果糖玉米糖浆好吗？

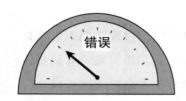

错误

科学证据告诉你：错误

不管你喜不喜欢高果糖玉米糖浆，至少应该多少同情一下那些不幸负责帮它改善产品形象的可怜人。当食品公司砸下 3000 万广告预算，企图消除消费者对产品的安全顾虑，最显著的效果却是网络上多了一堆讽刺戏谑的模仿短片。

比方说，正牌的电视广告里有名妇女质疑旁边的妈妈，为什么给孩子喝含高果糖玉米糖浆的饮料。爱用高果糖糖浆的人于是充满自信地解释说，这个饮料既"天然"又"纯粹"，然后帅气地扬长而去，剩下目瞪口呆的发问者。网站上的短片则是两名妇女出现一模一样的对话，只不过被问到的那位妈妈（短片里是男扮女装）所辩护的东西换成中国来的含铅商品、女性割礼和美国种族仇恨私刑。

如果你的广告被拿来这样用，很明显产品公关出现了大问题。

科学的验证与研究

从早餐谷片到苏打水，很多食品公司都爱用高果糖玉米糖浆，因为它比砂糖便宜又能延长食品保存期限。但许多人认为，高果糖糖浆是邪恶商品，会导致肥胖进而引起糖尿病、心脏病等疾病。

研究室实验确实发现食用高果糖糖浆的老鼠，体重增加幅度比食用砂糖的老鼠大，而且还出现俗称的代谢综合征，表现为腹部肥胖、血压增高等。代谢综合征一般认为会导致心脏疾病及糖尿病。

但是几乎没有证据显示人类食用高果糖糖浆所增加的体重会比食用砂糖（也就是蔗糖）多。事实上高果糖糖浆和砂糖的化学结构非常相似，两者的果糖和葡萄糖含量也几乎一样。况且，等量高果糖糖浆和砂糖其实热

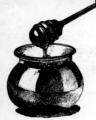

量相同。

两者之间有一个区别是砂糖里的果糖和葡萄糖属于化学键合,高果糖糖浆则不是。有些人认为这是机体代谢砂糖和高果糖糖浆会有差异的原因。不过迄今尚无确切的证据。

研究人员确实发现人体内纯果糖和葡萄糖的代谢过程不同。果糖是在肝脏中代谢,较容易生成有害的脂肪。而且大量的果糖可能会导致身体抵抗胰岛素。但是从高果糖糖浆中摄取的果糖量是否会对人体造成伤害目前无从得知。

高果糖糖浆是加工食品(并不如广告中所宣称的"天然"),但加工不一定等于对健康有害。虽然科学尚未证实高果糖糖浆比砂糖有害,也不表示它完全没问题。高果糖糖浆和砂糖一样,会产生热量;不管是哪种糖,只要摄取过量就会发胖,进而导致相关疾病。

为了改善产品形象,高果糖糖浆厂商打算重新把它命名为"玉米糖浆"。很多食品的确在更名之后命运截然不同,如芥花油(之前叫油菜籽油)、长寿鱼(棘鲷)。而我则衷心希望中国餐馆能帮"便便盘①"换个更可口的菜名。

食品加工业除了高果糖玉米糖浆之外还会使用许多不同的糖,包括棕米糖浆、蒸发甘蔗汁、浓缩果汁、糖蜜和龙舌兰糖浆。虽然这些名字听起来比砂糖或高果糖玉米糖浆健康,但目前并无证据证明。

---

① 美国中式餐厅的开胃菜拼盘。—译注

蜂蜜比砂糖有益健康?

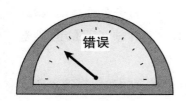

科学证据告诉你:错误

如果你曾经想象过龙虾和河豚的后代会长什么样子,可以瞧瞧我被蜜蜂蜇到后的样子,一点也不美。从此以后,我对蜜蜂敬而远之。但显然越来越多人和我的想法不同。由于自己种植食物的概念广为流传,在自家后院养蜂也蔚为风潮。许多人迷上了自己采蜜这件事,如同某博客所写,大家"始终认为蜂蜜比砂糖有益健康"。

这一切听起来很棒,但事实或许不如蜂蜜本身那样甜美。

科学的验证与研究

蜂蜜的主成分是果糖与葡萄糖,和砂糖(又名蔗糖)相同。有人说人体对蜂蜜的反应比砂糖好,但目前没有证据支持这项说法。

升糖指数代表食物影响血糖高低的程度,有些蜂蜜的升糖指数的确比蔗糖低,但大致说来是相同的。有一些短期研究显示蜂蜜对人体血糖、胰岛素、胆固醇的影响比蔗糖小,然而这些实验规模太小,且结果也是初步的,因此无法判断究竟真的如此,还是蜂蜜对健康有其他长期的影响。

另一个经常提到的优点是蜂蜜的营养成分较高。蜂蜜确实含有部分砂糖中所没有的维生素和矿物质,如钙、钾、锌、维生素 C 和维生素 B_3。可是,其含量微乎其微,如果要靠蜂蜜摄取一日所需的钙质,你得吃 1000 瓢汤匙的蜂蜜。

蜂蜜里的抗氧化物则视采蜜的植物而定。一份报告指出,蜂蜜的抗氧化物量大致比白砂糖高,但是比红砂糖低,无法据此判断是否对人类患心脏病、癌症或其他疾病的风险有影响。

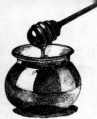

热量方面,蜂蜜的热量比砂糖高,一汤匙是 64 卡,砂糖只有 49 卡。不过蜂蜜比较甜,或许用量会比砂糖少。

有些人选择蜂蜜的原因是相信蜂蜜的制作过程比较天然。其实,一般品牌为了去除蜂蜡、花粉等杂质都经过加热和过滤。另一个选择原因是,支持者认定生蜂蜜要比一般蜂蜜健康得多,不过同样缺乏足够的科学依据。

当然蜂蜜对健康的影响不会比砂糖差,而且很多食物和饮料确实适合添加蜂蜜,只是一样要小心摄取量。如果你打算自己养蜂自行采蜜也很好,我只希望你的蜜蜂不会靠近我。

研究显示在轻微的烫伤伤口上涂抹蜂蜜,愈合速度比涂其他药膏快。

阿斯巴代糖不安全?

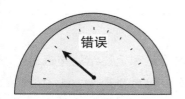

错误

科学证据告诉你:错误

对记者来说,新闻稿有点像观赏电视实境秀:无可避免但其实无足轻重,偶尔颇具娱乐效果。我最喜爱的新闻稿之一是发表在 1998 年的一篇,当时克林顿正身陷和白宫实习生莱温斯基的绯闻案中。该篇文稿的标题是"证人席上的克林顿总统"。文中指出当这位前总统在面对陪审团被质问到与莱温斯基的关系时,克林顿不断重复回答"我的记忆非常模糊",或是"我不记得了"。

这篇稿子的作者是位医师,他注意到当时克林顿一边喝着健怡可乐。于是作者的结论是:"饮料中所添加的人工阿斯巴代糖正是克林顿总统记忆衰退的原因。"

暂时别管克林顿前总统其实记忆力惊人。这名医师原来长期以来一直抨击阿斯巴代糖,这次刚好利用新闻事件借题发挥而已。不管如何,至少他知道如何抢版面,或至少博君一笑。

科学的验证与研究

网络上可以搜寻到一大堆批评文章,指责阿斯巴代糖导致记忆衰退、阿尔茨海默病(老年痴呆症),以及脑瘤、多关节硬化症、抑郁症、慢性疲劳综合征和胎儿畸形等。但是几十年来,各项研究并没有获得支持这些说法的证据。

虽然一些意大利研究人员发现摄入阿斯巴代糖的老鼠患淋巴瘤、白血病和其他癌症的风险较高,但其他动物实验则看不出阿斯巴代糖和癌症有任何关联。更重要的是,一项追踪了 50 万人的队列研究发现,食用阿斯巴代糖的人罹患血癌或脑癌的风险和其他人一样。

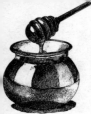

绝大多数关于脑神经以及人类行为的研究也没有发现阿斯巴代糖有任何负面作用。有一群科学家分析了超过 500 份研究报告,没有发现阿斯巴代糖任何重大的安全问题。虽然这项分析是由日本的阿斯巴代糖制造商资助,但科学家们并不知道是谁出资,科学家名单也不是由日本公司决定的。

其实,FDA 与欧洲委员会食物科学委员会的看法和上述结论接近,认为对多数人来说,每日每千克体重阿斯巴代糖安全摄取量约为 40 – 50 毫克。也就是说,一名 68 千克的成人就算一天喝下 19 罐健怡可乐,还是在安全范围内(当然我并不鼓励大家一天喝这么多罐)。很显然一般人的摄入量远低于此。

当然,阿斯巴代糖对某些人确实有负面作用。最普遍的主诉是引起头痛,有些研究(不是每一份)确实也得出类似结论。另外,罕见遗传性疾病苯酮尿症的患者无法代谢阿斯巴代糖里所含的苯丙胺酸,为了避免体内堆积过多苯丙胺酸,这些人不应该碰增甜剂。因此含有阿斯巴代糖的食物饮料包装上可以看到小小的标示"苯酮尿症患者不宜使用"。

姑且不论阿斯巴代糖的反对者怎么说,目前没有证据证明阿斯巴代糖里的苯丙胺酸在适量情况下,会对正常人的健康有影响。虽然人体代谢阿斯巴代糖时会产生甲醇,也一样没有影响。事实上,我们代谢果汁时产生的甲醇比代谢阿斯巴代糖还多。

认定阿斯巴代糖是毒物的人或许觉得我十分无知,抑或是该代糖公司的走卒。不过他们倒是没办法把这点说成是代糖造成的脑部问题,因为我根本受不了代糖的味道。

虽然成分为糖醇的增甜剂被广泛用在无糖口香糖、口香锭、牙膏以及许多食物中,但其中既没有糖也没有乙醇。通常成分表上有"醇"字结尾的就属于糖醇(例如乳糖醇、赤藻糖醇、山梨糖醇、麦芽糖醇、木糖醇)。这些糖醇的热量比糖低,对血糖的影响也比较小。不过,有些会引起放屁、胀气和腹泻。

海盐比一般食盐健康?

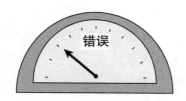

科学证据告诉你:错误

有时候一个字就能神奇地扭转乾坤。例如只要把"海"跟任何具有负面意义的字放一块儿,突然间一切就变得正面了。比方说,"草"不过是长在你家后院的烦人东西,一旦成了海草,突然就变成能够端上餐桌的美食。又如"死"是每个人避之唯恐不及的事,但是死海却是世界上最受欢迎的观光景点之一。

接着是盐。从健康的角度,吃太多盐会让血压升高。保健机构总是告诫我们少吃盐。但是营销人员知道,在盐前面放上一个海字,顿时显得无害同时还呈现出一幅波光粼粼、雪白沙滩的画面。海盐前面加上"天然"两字更棒,很多公司都这么做,于是消费者觉得手中握的是健康食品,至少看起来是。

科学的验证与研究

海盐其实和一般食盐一样,主要成分就是氯化钠。由于海盐是由海水蒸发而成,可能含有海水中的矿物质如镁、铜和钙。

食盐则恰恰相反,是从地底下的盐矿采出。制作过程中去除了其中的矿物质,然后添加了碘和预防结块的物质。

虽然有人爱用海盐煮菜,认为质地和色泽都比食盐丰富,味道也比较好,但海盐并不比食盐有营养。等量的海盐与食盐其实钠含量一样,而钠则是威胁人体健康的主要成分。

市面上的确可以找到低钠海盐(比方有些罐头汤汁就使用低钠海盐),但这没什么特别,食盐也有低钠版本。

有人说因为海盐加工过程较少,所以里面的钠害处较小,但目前尚无

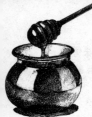

证据证明这种说法。另有一说，海盐含有较多矿物质，所以比较健康，但同样缺乏证据。海盐的矿物质含量非常低，对健康毫无作用。不过或许能增添食物风味，让人少撒点盐。

相较于一般食盐，海盐有个潜在的缺点是不含碘。但是对美国人来说，这不是个大问题。美国的盐制造商自 1920 年代开始在食盐内添加碘，因为当时部分地区的人碘摄取不足，很容易罹患甲状腺肿大。时至今日，通过饮食中的鱼、乳制品和植物来摄取足量的碘已非难事。

如果你烹饪时喜欢用海盐，完全没问题。只是别对那些暗示健康的字眼照单全收。对我而言，"来自地中海的蔚蓝海水"或"结合大海与阳光的天然产物"并无法激起我的购买欲，但我却开始计划下个假期。

粗粒盐的钠含量会比等体积的食盐低，因为颗粒较粗所以空隙大。同理，粗颗粒的海盐含碘量也比较少。但是相同重量的海盐、食盐、粗粒盐，钠含量是一样的。

味精有害健康吗?

科学证据告诉你:错误

食品公司之间并非天天都大张旗鼓地开战。但是数年前康宝和浦氏这两个敌对罐头汤品牌,为了备受争议的调味品"味精"展开了广告大战。康宝开出第一炮,在广告中抨击浦氏的"低卡"系列含有味精,康宝的低卡系列则不含。浦氏则以全页广告反控康宝的其他95种产品都有味精。

这场罐头汤笔战的怪异之处在于,康宝公司坚持使用味精绝对安全。不过康宝也知道许多消费者相信味精有毒性,会引起头痛和自闭等种种疾病。于是,为了保留自己使用味精的权利,该公司一边说:"浦氏使用味精令人不齿",然后在旁边加了一行备注"虽然味精一点问题也没有"。

科学的验证与研究

味精,也就是谷氨酸钠,主成分是钠和谷氨酸。谷氨酸是一种食物中天然含有的氨基酸,包括蕃茄、鸡肉、帕尔玛奶酪、酱油中都含有。味精则来自糖蜜与甜菜的发酵过程,被用于汤和其他加工食品中增添风味。

1968年,味精第一次引起关注,当时一位医师致信《新英格兰医学杂志》,抱怨自己在吃了中餐后感到麻木、虚弱、心悸。虽然味精只是他列出的几种可能原因之一,但自此味精开始蒙上污名。

这么多年以来,传说中味精会导致的疾病名单越来越长,包括气喘、偏头痛、注意力失调、阿尔茨海默病、癌症,以及肥胖。然而被拿来佐证的证据多半来自动物实验、轶事报道,还有一些后来很快被推翻的初步人体实验。

总之,目前其实没有确凿的证据能证明味精有害。不过的确有少数人对味精较为敏感。一组学者专家在研究过 FDA 所提供的数据后认定，有些人如果空腹时摄取大量的味精可能会在 1 小时内出现一过性症状，包括头痛、胸痛、发麻、刺痛等。

如果你打算避开味精，请记得味精的名称千变万化。很多加工食品含有的植物蛋白萃取物和水解大豆蛋白里面都有谷氨酸。所以，号称不含味精的食物未必没有味精。

说真的，如果你拿个放大镜仔细阅读康宝广告还有所有标榜"不含味精"的产品包装，都可以看到一行声明"酵母萃取物所自然产生的微量味精除外"。虽然，味精一点问题也没有。

通常味精的味道被称作"鲜味"，这源于日文，被用来形容食物的一种既咸又浓郁的味道，如牛排、磨菇、帕尔玛奶酪等食物的味道。鲜味又称第五味，前四味是酸、甜、苦、辣。

肉桂能预防糖尿病吗?

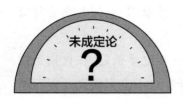

科学证据告诉你:未成定论

很多精彩刺激的历史故事里都有肉桂的踪影,其中有真有假。比如说罗马的暴君尼禄,在杀了自己的妻子后,下令全城焚烧一整年的肉桂以示哀悼(这是真的)。

另一个故事是一种来自阿拉伯的鸟;因为这种鸟使用肉桂筑巢,被称为肉桂鸟。想要获得高级香料的人会拿一大块肉引诱肉桂鸟。一旦鸟把肉块叼回巢里,肉块的重量就会让整个鸟巢,包括肉桂都掉下来(这是假的)。

还有一个故事是关于一名政府机构研究人员让糖尿病患者吃下苹果派后,出乎意料地发现血糖降低了。他认为个中奥妙来自于肉桂。苹果派这段是真的,但肉桂究竟对糖尿病有没有帮助则尚无定论。

科学的验证与研究

科学家理查德·安德森发现肉桂中含有一种叫甲羟基查尔酮多聚体的物质,对细胞产生的作用和胰岛素类似。他和同事们研究了共 60 名罹患 2 型糖尿病的患者,其中一半患者一天服用 1 克、3 克、6 克不等的肉桂,另外一半则服用安慰剂。40 天后,研究人员发现凡是服用肉桂的患者,无论剂量大小,体内的葡萄糖和胆固醇都降低,对照组则没有变化。

此后,其他一些小型实验也开始研究肉桂,但结论并不一致。可能是因为每个实验的对象来自不同人群:安德森的患者主要是巴基斯坦人,对糖尿病几乎没有控制,其他实验的对象则是欧美地区的患者,情况不同。

另外,实验研究时间长短不一,有些实验并没有控制对象的饮食,这些

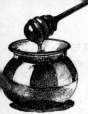

都会影响血糖高低。于是有些科学家质疑，肉桂或许只对没有控制血糖的患者才有效。

到目前为止都没有实验发现用肉桂会有任何安全问题，只不过肉桂含有一种称为香豆素的化合物。太多香豆素可能会干扰凝血，并且伤害肾脏与肝脏。

如果你是为了健康而摄取肉桂，那一天至少要吃半茶匙，在食物上撒一些肉桂粉是没用的。还有，遗憾的是，吃肉桂卷也不会有帮助。但有些研究则认为，闻到肉桂味会改善人的注意力和记忆。

看来这会是我造访甜点店的好理由：店内弥漫的肉桂香有益身体健康。姑且不论是真是假，至少关于肉桂，又多了个好故事。

市场出售的肉桂有两种。斯里兰卡肉桂又称"真"肉桂，味道较淡，价格也高。美国普遍使用的则是中国肉桂，口味浓郁。一般血糖实验使用的也是中国肉桂。

本地生产的食物更有益健康吗？

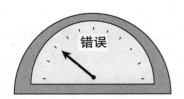

科学证据告诉你：错误

当一个词击败"升级再造"（upcycling，把废物转化成有用物质）和"姐弟恋熟女"（cougar，追求年轻男子的熟女）而成为年度之词时，你就知道它是热门词。是的，真的有这种奖项存在。而且 2007 年《新牛津美国字典》选择"地产地销者"（locavore）为年度之词，这个词意指只购买离家 100 英里①半径内所生产食物的人。

在过去几年内，本地食物运动广受欢迎，从白宫到沃尔玛超市，每个人都加入这个行列。爱好者的动机往往源于相信本地生产的农产品消耗较少能源，并有助于保护地球——我在此把这个尚有争议的概念留给其他人来讨论。我的重点在于，地产地销者宣称本地水果和蔬菜比来自全国或全球其他地方的农产品更健康。如同某网站所说的："本地农产品最新鲜，所以营养也更加匀衡。"在此借用 2010 年受莎拉·佩琳（前美国共和党副总统候选人）启发的年度一词，我"反驳"（refudiate）这一点。

科学的验证与研究

农产品的营养成分由好几种因素所决定，包括温度、日照与土壤。虽然储存和运输也会造成某些种类的农产品失去营养成分，但研究显示，抗氧化成分含量在某些状况下反而可能增加。虽然似乎有悖常理，但这意味着超市里的进口蓝莓可能比你在当地农贸市场刚摘下的蓝莓，含有的营养成分略高一些。

---

① 1 英里≈1.609 千米。——译注

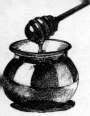

地产地销者也声称本地农产品因为是有机的,所以比较健康。这个论点有两个问题,首先,本地农产品并不一定表示它就是有机的;其次,即便是有机的,也没有确凿证据显示就比一般产品更加安全或更具营养。(请见第四部分—有机食品比一般食品更有益健康?)。

除非你住在佛罗里达州或加州,否则身为一位地产地销者很难按照健康专家的建议吃到各种水果和蔬菜,特别是在冬季时。视你的所在地而定,有时你可能不易得到诸如草莓、香蕉和橘子之类的营养食物。

另一方面,购买本地产品可能会扩大你的园艺视野,因为你会接触到一些一般不会在超市出售的水果和蔬菜。这也让你有机会了解食物来源地与农产品如何种植。然而你还是要追究真相,洛杉矶电视台的一项调查发现农贸市场普遍存在舞弊行为。有的销售商谎称他们是自己种植的农产品;而某些所谓的有机农产品其实喷洒了杀虫剂。

当然,大多数本地农民是诚实的,我全力支持他们。这是购买本地农产品而非购买那些宣称高营养农产品的更好理由。另一个原因是味道。再也没有什么比得上像新鲜摘来的桃子或番茄这样美味的味道。最能表达我的反应的词汇是竞选 2010 年度一词的"好吃"(nom nom),定义为"表达吃东西时所感到的喜悦"。这个词的出处来自于儿童电视节目《芝麻街》中饼干怪物所发出的声音。

冷冻水果蔬菜与新鲜农产品一样有营养,也许还更有营养。这取决于它们何时采摘和如何储存。但请小心那些添加在冷冻蔬菜上会有损健康的酱汁和过咸调料。

巧克力对健康有益吗？

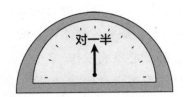

科学证据告诉你：对一半

对于我而言，情人节总是感觉有点像电影
《今天暂时停止》①。年复一年，我似乎遭遇一
模一样的事情：新闻报道和媒体宣称享受巧克力是好事。我们再三被告
知，巧克力这个曾被视为罪恶的乐趣，已正式与西兰花、蓝莓和鲑鱼一样达
到"超级食物"的地位。

没有人比我更喜欢巧克力，所以你认为我应该会很欢迎每年的传情盛
会。但是我听到有关巧克力益处的情话通常都缺少必要的警告。作为一
种以植物为基础的食品，巧克力的确可能有益健康。而那些益处是否为真
的，则取决于巧克力的处理方式与你的摄取量。

科学的验证与研究

巧克力中的主要原料可可来自于可可植物的豆子。生可可富含一种
称为黄酮醇的抗氧化成分，黄酮醇也可见于红葡萄酒、茶和某些水果（请见
第五部分——"红酒是健康价值最高的酒类吗？"）。虽然整体证据不一，有些
队列研究认为高黄酮醇摄取量与心脏相关疾病的较低死亡率有关。

而有助于改善可可苦味的发酵和烘培处理技术，也会大大降低黄酮醇
含量。一般而言，黑巧克力的黄酮醇含量高于牛奶巧克力。

由巧克力产业所赞助的小型与短期实验显示巧克力（尤其是黑巧克力
类）能降低血压、改善血管功能、降低动脉炎症与血液凝固。研究表明，虽

---

① 1993 年的美国经典喜剧片，描述男主角去采访当地盛会"土拨鼠日"，却在隔天醒来
发现自己从此将日复一日，过着完全一样日子的诡异情境。——译注

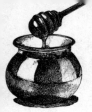
然巧克力富含饱和脂肪酸,但巧克力不会增加、甚至还可能降低低密度脂蛋白。原因之一可能是硬脂酸类型的脂肪对胆固醇含量没有不利影响(请见第二部分—反式脂肪有害人体健康吗?)。

最重要的是食用巧克力是否能获得长期的健康益处。欧洲的数个队列研究表示这是可能的。针对老年男性、中年男女和心脏病发作幸存者所进行的研究显示,较高的巧克力和可可摄取量会降低心脏病发作、卒中及早死的风险。但是,由于欧洲所食用的巧克力往往可可含量较高,目前还不清楚这研究结论是否适用于美国的巧克力食用者。

这些队列研究表明,每天不到 1 盎司的巧克力摄取量就有益处,但许多实验使用到 3.5 盎司。为了达到这些摄取量,你每天需要吃两个或两个以上的标准尺寸巧克力棒,这会多增加 500 卡热量和大量额外体重。因此这并非增进健康的方式。

如果你为了健康而吃巧克力,请选择黑巧克力,并确保产品首要列出原料是可可或巧克力浆,而非砂糖。即使这样也不要指望奇迹,因为巧克力毕竟是糖果而不是良药。

也许比"土拨鼠日"更恰当的节日比喻是圣诞节。如果你思考一下,圣诞节和巧克力有很多共同点:理论上而言,它们都对我们有正面影响,但也都无法全面实现它们相关的炒作神话。但还是有一个不同之处:我们不用每年都听到有关巧克力的音乐。

尽管巧克力被认为是造成痤疮的原因(通常是被冤枉了),事实上巧克力可能对你的皮肤有益。研究已发现,也许是通过促进皮肤血液循环,摄取含高黄酮醇成分的可能抵抗来自阳光的紫外线伤害。尽管如此,巧克力还是无法替代防晒乳液与其他防晒方式。

大蒜能降低胆固醇吗？

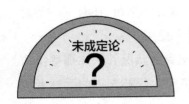

科学证据告诉你:未成定论

如果你是昵称大蒜为"臭玫瑰"的产品代言人,你可能迟早会得到一个类似的标记。这是发生在美国名嘴赖瑞·金身上的事,他为大蒜精牌大蒜丸代言的电台广告为他在网络上赢得"大蒜口臭"的名号。唐纳·川普在接受金采访时对他说的"你不介意我坐后面一点吧,因为你的气味真的很糟糕",更加强化了这种印象。

为大蒜精代言的这些广告中,金声称大蒜"已经临床证明能保持健康的胆固醇含量",这其实是降低胆固醇的委婉说法。制造商使用这样的语言来回避对 FDA 提供证据的责任。这无疑是明智之举,因为这个广告说法无法通过嗅觉测试。

科学的验证与研究

动物研究显示,大蒜可抑制动物体内胆固醇的产生或减少肠道吸收胆固醇。但人体研究却有不同发现。在 10 项随机试验中,6 项显示大蒜有效减低约 10% 的总胆固醇量和低密度脂蛋白。2001 年的一项荟萃分析研究发现,在研究为期 3 个月时,大蒜能稍微降低胆固醇,但当研究时间延长到 6 个月时则未见降低。最近的一项荟萃分析,也是 13 项试验的其中一项,得到大蒜的益处很少或根本没有益处的结论。

研究结果不一致的可能原因是,某些研究必须限制受试者的饮食,而其他研究则没有限制。因为饮食会影响胆固醇量,未能控制这项变量会扭曲研究结果。

另一种解释是,这些研究使用不同类型的大蒜补充剂,其中某些类型

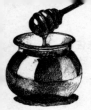

可能比其他类型更有效。新鲜大蒜中的活性成分是蒜素化合物,试验发现各种补充剂所含的蒜素化合物含量差异甚大。

为了获得更确切的答案,研究人员进行了对照实验,近200位受试者被随机分配到生蒜组(混合在三明治抹酱里)与大蒜补充剂组,还有安慰剂对照组。结果所有受试者的低密度脂蛋白都有中度提高。

在实验6个月之后,两个摄取大蒜组的受试者的状况并未比那些摄取安慰剂者更好。甚至还出现了副作用:约8%摄取大蒜补充剂的受试者称他们"经常"放屁,而57%的生蒜组受试者则抱怨"几乎总是"有口臭和体臭困扰。

对一项可能未必有效的东西而言,这付出的代价相当高。至于金的气味,唐纳·川普声称并不真的像他所说的那样。然而,金的大蒜气味饶舌广告词效应仍然持续发酵,这是那些电台广告的副作用。我希望他拿的代言酬劳值得这个代价。

虽然降低胆固醇可能是大蒜最为人所知的健康效果,但也有某些证据指出,大蒜可以降低血压并防止血液凝固和感冒。

生的蔬菜比煮熟的蔬菜更有营养?

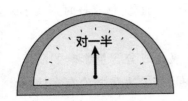

科学证据告诉你:对一半

医学期刊不是我们大多数人想娱乐阅读时的首选。但是,如果你仔细看,会发现一些奇怪的故事——医疗版的怪异新闻。有时,这些奇怪的故事揭露出比任何研究更令人信服的真相。

以一位因过量生食蔬菜濒死而被送到急诊室的 88 岁女性为例。在《新英格兰医学杂志》发表的研究表示,医生指出她非常嗜睡且无法行走或吞咽。她被诊断为黏液性水肿昏迷,这是一种因为甲状腺功能非常低下而危及生命的情况。结果她住进重症监护病房。

后来研究发现她一直在吃大量的生青江菜,希望借此控制自己的糖尿病。蔬菜含有植物性芥子油苷,当它在体内分解时会对甲状腺产生不利影响。因此,才会有这位女士发生的情况。如果她吃煮熟的青江菜就可以避免这种情况的发生,因为烹煮会防止这些化合物分解。

科学的验证与研究

这个故事说明,生食蔬菜并不总是更有益处。在某些情况下,烹煮可能会让蔬菜更健康。除了促进消化,它也可以提高一定的营养成分含量。是否有特定蔬菜需熟食或生食才更有营养,则取决于蔬菜种类、营养成分和烹饪方法。

例如,研究表明,从煮熟的番茄中可获得比生番茄更多的抗氧化番茄红素,此成分与前列腺癌和心脏疾病罹患风险较低有关(请见第四部分—番茄可预防前列腺癌?)。因为高温会分解番茄的细胞壁,释放出更多的番茄红素并帮助身体吸收。同样地,烹煮胡萝卜、青豆、芹菜、菠菜、辣椒和其

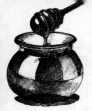

他蔬菜,都可以增加抗氧化成分的含量。

另一方面,烹煮会破坏维生素 C。因破坏而流失的量则视不同烹饪方法而定。一项比较不同西兰花烹饪方法的研究则指出,当采用水煮方式时,维生素 C 含量降低约 1/3。相比之下,用微波炉与压力锅烹饪时则几乎保留了所有维生素成分。

在一项分析不同烹饪方式对 20 种蔬菜抗氧化成分含量影响的研究中,微波炉加热打败了水煮方式。值得注意的是,研究人员并没有在使用微波时加水。而先前加水的研究结果表明,抗氧化成分是从西兰花滤出进入水里。蒸煮也是一个很好的选择,只要你不要蒸得太久。

如果你喜欢嚼蔬果棒,那就享受它。但你不需要一直像兔宝宝那样吃以摄取蔬果中的养分。最好的办法是以你最喜欢的方式广泛摄取不同蔬果。这样你会吸收更多蔬果养分。

幸运的是,那位过度摄取蔬菜的老妇人后来恢复健康。她被安置到养老院,院方会限制她生青江菜的摄取量。而如果那里的食物和大多数医疗护理机构一样,我们对黏糊而且煮过头的蔬菜则没有摄取量上的限制。

吃蔬菜时搭配脂肪,如色拉酱中的油分,能帮助身体更好吸收蔬菜中的营养。

有机食品比一般食品更有益健康?

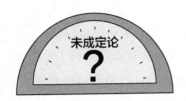

科学证据告诉你:未成定论

不久之前,如果你想购买有机食品,你必须去农产品市场或某个前嬉皮士开的不起眼的健康食品商店。今日你几乎可以在每家超市中找到有机食品,即便在主要销售啤酒、奶酪饼干和巧克力蛋糕卷的便利商店。

虽然有机食品要比一般食品的花费多1或2倍,根据一项调查,有将近40%的美国人表示,他们至少偶尔会购买有机食品。为什么?同样的调查显示,超过90%的最忠诚于有机食品的消费者相信,有机食品对环境保护更好。而且几乎百分之百的受访者认为,有机食品对他们的健康更有益。

关于第一点,他们是正确的。有机农业不使用一般的农药和化肥,这会比传统农业减少土壤流失和污染。然而,这又是另一本书的主题了。当涉及到健康时,我很抱歉要戳破有机食品信徒的幻想,科学并非完全支持他们的说法。

科学的验证与研究

我们所知的如下:比起一般农产品,有机农产品含较少化学成分残留(虽然不一定完全无化学成分残留含量)。就直觉而言,这似乎是件好事。因为买到毒蓝莓的这个想法会让人感到不安。

在传统农业中大量使用的化学产品已被证实是引起急性中毒与其他人体不良反应的主因。这议题与农场工人及其后代特别有关。但我们并不清楚消费者是否因食物而经常接触到残留的化学产品。尽管有些初步研究提供线索指出,少量化学残留成分可能导致儿童神经或行为问题,但是并没有确凿证据可以证明这点。

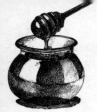

　　科学也同样不确定有机农产品是否如宣称的那样含有更好的营养成分。支持者声称采取有机农耕方法让有机农产品的抗氧化成分（包括维生素C）与其他营养成分含量较高。事实上，有些研究支持这种说法。但一个针对50多项研究的调查发现，有机农产品并没有营养优势。即使有机水果和蔬菜更有营养，我们也不知道其中的差异是否大到足够造成影响。

　　坊间流行的观念还包括有机农产品更不易被有害细菌，如沙门菌和大肠杆菌污染。这是不正确的。包装食品也不会因为它们是有机的就更有益健康。在饼干或薯片上打上有机标签可能是很好的营销噱头，但这不会把它们变成健康食品。它们还是垃圾食物。

　　如果你喜欢吃有机食物，但又不能承受它的价格，那就考虑诸如苹果、草莓和桃子之类的有机农产品，因为这些水果的非有机农产品的农药含量最高，对于那些农药含量低的农产品，如洋葱、酪梨、菠萝，那就还是买一般农产品即可。

　　这样，你就有更多的钱来买那些健康有机巧克力蛋糕卷。

　　研究显示，有机标签会产生所谓的光环效应，并肯定会影响我们对食物的看法。在一项实验中，食用贴有"有机"标签的饼干、薯片与酸奶的受试者，会认为它们低热量、低脂肪与高纤维，而且比没有有机标签的相同食物更有营养。

巴西莓有助于减重?

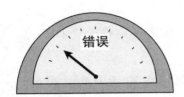

科学证据告诉你：错误

　　萨莎·康拉德的故事看来似乎是一个成功的例子。她身为两个孩子的母亲并有工作，在博客上她告诉大家，巴西莓如何帮助她减少 25 磅[①]的体重，她还贴上照片来证明这点。纳迪娅·约翰逊也获得了类似的成果，她还在博客上贴上使用前和使用后的照片。有超过 60 位的其他女性也在她们的博客上发布类似故事，并附上照片作为证明。

　　这听起来令人印象深刻，直到你知道真相：所有前后变身的照片其实都是同一个女性。她的照片是从图库图书馆购买来的，她看起来"变瘦后"的照片是用数字修图的效果。更重要的是，很多博客都使用相同用语。一个名为 Wafflesatnoon.com 的合法博客揭发，这是为了推销巴西莓而设下的骗局。

　　至于巴西莓能促进减肥的说法，并没有比这些假博客更值得让人相信。

科学的验证与研究

　　巴西莓（acai，发音为 AH-sigh-EE）是来自巴西的浆果。它因为有增进健康活力的功效而在美国被大力吹捧。除了消除毒素和增加能量外，所宣称的益处还有消耗脂肪、减低食欲以及提高新陈代谢。巴西莓一般以果汁（一瓶要价高达 40 美元）、胶囊或粉末形式出售。

　　据称巴西莓之所以益处这么多，是因为它具有高含量的抗氧化成分，

---

① 1 磅≈0.454 千克。——译注

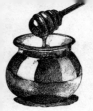

有助于对抗有害自由基。虽然有些研究表明巴西莓富含抗氧化成分,但其他的研究则发现,巴西莓果汁所含的抗氧化成分排名仅居中,刚好低于康科葡萄汁,但高于苹果汁。

无论如何,抗氧化活性成分并没有告诉我们巴西莓是否有益处。这需要人体研究来证明巴西莓是否能减轻体重或具有其他所声称的效果,但到目前为止缺乏这类研究。

但这并没有阻止网络上有人声称巴西莓能帮你在 20 天内减轻 20 磅,或巴西莓能导致"比单纯节食和运动多 450% 以上的体重减轻效果"。有些网站冒称知名主持天后奥普拉代言他们的产品,这促使她对好几家公司进行起诉。

只要你不指望巴西莓减轻体重或带来其他健康奇迹,巴西莓果汁仍是完美的饮料。但你要注意品牌上注明的所添加的糖分和热量,此外,也要提防那些提供"无风险"巴西莓产品试用的网站。根据公共利益科学中心的报告,许多进行此类交易的消费者每个月被索取 80 美元或以上的信用卡收费,即便他们试图取消交易,他们的信用卡还是继续被收费。

也许这些人应该把他们缩水的皮夹照片发表在博客上,以警示他人。如果他们有兴趣,我很乐意卖照片给他们。

如同巴西莓,石榴也被吹捧为具有多重益处的超级食品。虽然有科学研究支持石榴(尤其是石榴汁)的益处,但是它仍只是初步研究,而且也没有确切证据指出石榴或巴西莓比其他莓类对你更有好处。

大豆可抗癌吗?

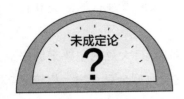

科学证据告诉你:未成定论

囚犯,一如医院病人,一般供应给他们的食物都没有什么好坏可说。但在伊利诺伊州的囚犯声称,他们的饮食恶心到等于是在对他们施加残酷的惩罚。被投诉的不是那神秘冷肉或无味的马铃薯泥,而是食物中所含的大豆。

为了降低成本,从香肠到碎牛肉酱,伊利诺伊州监狱全面使用大豆制作。囚犯们一状告上法庭,指这些大豆食物令他们作呕。

如果你愿意相信一个前任犯人,大豆可能会拯救囚犯们的生命。曾坐牢两年的 76 岁前垃圾债券大王迈克·米尔肯把他的前列腺癌症状缓解归功于食用大豆。在他与别人合著的食谱中,米尔肯指出美国人罹患前列腺癌的概率比亚洲男性要高得多。他认为主因是饮食中缺乏大豆,因此从色拉酱到巧克力奶昔,他一切都使用大豆。

科学的验证与研究

这种观点认为,大豆中含有植物雌激素,可抑制前列腺癌、乳腺癌及其他与激素相关的癌症的进展。在抑制前列腺癌方面,有些动物实验支持这个结论,但人体研究的结果则不同。有几个队列研究发现,食用较多大豆的男性罹患前列腺癌概率较低,但是其他研究并未显示两者之间的相关性。

乳腺癌的例子则更复杂。数项动物实验和试管研究表明,大豆可能会促进乳腺肿瘤生长。然而,人体研究却没有提出类似相关的确凿证据,一些人体研究结果指出,大豆可能有益人体。例如,针对中国 5000 名乳腺癌幸存者的队列研究指出,大豆摄取量高与降低癌症复发和死亡率相关。然

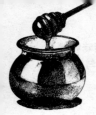

而其他队列研究并没有发现大豆和乳腺癌之间的相关性。

导致乳腺癌和前列腺癌症研究结果不一致的可能原因是，不同研究中的人群数量不同，而他们的大豆摄取量也不同。一般而言，亚洲国家的研究中，因为所在地人群对大豆摄取量较高，所以比在西方进行的研究获得对大豆较有利的结果。

另一个原因可能是摄取的大豆类型。在亚洲国家，大豆的主要来源来自豆腐、味噌（日式大豆酱）和纳豆（发酵大豆）这类典型全豆食物。相较之下，西方人则是从大豆提炼物（通常标记为大豆分离蛋白）的加工食品中摄取大豆。有些研究人员推测，这种形式的大豆益处较少，甚至可能有害。

时机也可能有影响。动物研究与几项对照研究表明，在生命早期便摄取大豆比成年时摄取对乳腺癌预防效果更好。虽然我们不能确定大豆是否防癌，但它是蛋白质的良好来源，也是健康饮食的一部分。也许伊利诺伊州应征召迈克·米尔肯来提高犯人对大豆的接受度。如果他对大豆也能像对垃圾债券那样有办法，犯人很快就会大喊他们还要更多大豆。

甲状腺功能低下的人对摄取大豆要小心一些。研究显示，对大豆的高量摄取会进一步损害甲状腺功能。其他如花生及生十字花科蔬菜（西兰花、卷心菜和球茎甘蓝）都可能会产生类似的效果。

番茄可预防前列腺癌？

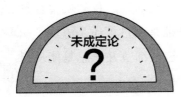

科学证据告诉你：未成定论

即使你不喜欢番茄，你也会有些同情它们。愤怒的群众会扔番茄，电影制片把番茄描绘成邪恶杀手，社会上甚至不接受番茄的真实身份——番茄是水果，而不是蔬菜。

最近，番茄终于获得正面鼓励，因为传说它对抗前列腺癌的能力，让它被认可为所谓的超级食物。虽然我不喜欢让好人（或好食物）失望，但对番茄的这项称赞并不妥当。

科学的验证与研究

番茄的高抗氧化番茄红素含量带来红色的外表。实验室研究表示，它可以预防、对抗癌症。部分测量血液中番茄红素含量的研究报告发现，血液中含有高番茄红素值的男性更不容易罹患前列腺癌。

番茄与前列腺癌之间相关的最有力的证据，来自哈佛大学一项追踪4.7万名以上健康工作男性的队列研究。研究结果表明，那些摄取番茄制品（通常是番茄酱）最频繁的受试者，罹患前列腺癌的风险也较低。但由国家癌症研究所资助的另一项大型队列研究则没有发现这样的益处。而其他队列和对照研究得到的结果也不一致。

FDA在审查亨氏食品公司要求准许把健康标语标示在番茄产品的案例时，作出番茄在预防前列腺癌方面贡献"非常低"的结论。然而这家公司获得许可使用"有限及初步的研究指出，每周吃半杯到一杯番茄汁或番茄酱，可以降低罹患前列腺癌的风险"的标语。

制造商也被要求添加下列文字："FDA的结论指出，支持此说法的科学

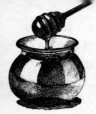

证据有限。"不用说，亨氏与其他公司一点也不急着要把这项标示加在番茄酱包装上。

那为什么会有这种科学上的矛盾？首先，如果真的有益，它的量值也似乎不大，所以小型研究可能无法发现这样的益处。而且，我们从番茄食品中所获得的番茄红素量值会不同，这取决于番茄是煮过了还是添加了脂肪（两者都能增加身体吸收番茄红素的能力）。这些细节并非总是能从科学家用来衡量大家吃什么的食物问卷调查中发现。

这种不确定性并没有让欧美科学家停止研发含大量番茄红素值的特殊番茄。虽然是否会有相关消费需求仍然有待观察，但至少番茄现在有自己版本的超级英雄。也许它在未来的《番茄杀手》电影中可以拯救世界。

番茄并非唯一富含番茄红素的农产品。一片西瓜（约一个西瓜的1/16）所含的番茄红素超过 4 个中等大小的番茄。但为了最大限度地获得西瓜的益处，请将它置于室温下。一项研究发现，置放在 70℉（约 21℃）下的西瓜要比置放在 55℉（约 13℃）的西瓜高出 40% 以上的番茄红素。

纤维能预防直肠癌?

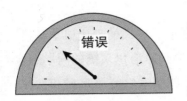

科学证据告诉你:错误

如果你觉得自己的工作糟糕透顶,不妨看看伯基特医师的工作。他的任务是研究粪便:秤重,观察颜色和质感,记录排便的频率。不,他并不是古怪的粪便控。伯基特医师是到非洲行医的外科医师。他发现非洲人很少患直肠癌,还有心脏病、糖尿病、痔疮、便秘。伯基特医师认为原因是非洲人的饮食富含纤维,因此能产生量大且柔软的粪便和频繁的肠道蠕动。他开始证明自己的理论,并写出了一本畅销书。

科学的验证与研究

伯基特医师的举动激起后来许多关于饮食习惯与直肠癌的深入研究,包括数十项病例对照研究。大多数的研究结果似乎支持伯基特医师的假设,认为高纤维饮食能降低罹患直肠癌的风险。

这些研究提出一个貌似合理的科学解释:当大肠内的水分增加,纤维会稀释致癌物质,而且纤维会促进肠道蠕动,减少致癌物质停留在直肠里的时间。

但是多项随访十几万人长达好几年的队列研究则发现不同的情况。其中只有几项认为高纤维饮食有降低直肠癌的可能,但多数研究则显示两者并无相关性。

随机试验的结果也差不多。在一项刊登于《新英格兰医学杂志》的研究中,实验人员要求超过 2000 名大肠内长有息肉(直肠癌前期病变)的受试者分别采用高纤维饮食或正常饮食。4 年后,高纤维饮食者的息肉并未减少。另一项随机试验随访了 8 年,结果相同。

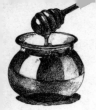

随机试验和队列研究找不出两者相关的原因可能是高纤维饮食里的纤维量其实不够高,大概只有伯基特医师所研究的非洲饮食的 1/2 或 2/3。也可能受试者吃的纤维种类不同,比如麦麸纤维和蔬果纤维的功效就不同。

当然还有一种可能,就是伯基特医师对纤维和直肠癌的理论根本是错的。但无论如何,高纤维饮食已经被证实能改善其他消化系统的问题,包括便秘、憩室(胃肠道任何一部分向外囊状突起的疾病)、心脏疾病和糖尿病。多吃纤维也可以减低早逝的可能。

所以即便纤维无法预防直肠癌,还是应该多吃。高纤食物有全谷物、水果、蔬菜、豆类、核果和种子。如果吃完以后开始跑厕所,你该好好谢谢伯基特医师。

有些加工食品添加菊糖、麦芽糊精、葡聚糖等纤维。虽然这些也算是膳食纤维,但对健康的益处不及从天然蔬果谷物摄取的纤维。还有,菊糖纤维会引起胀气不适。

你喝进的是健康还是热量

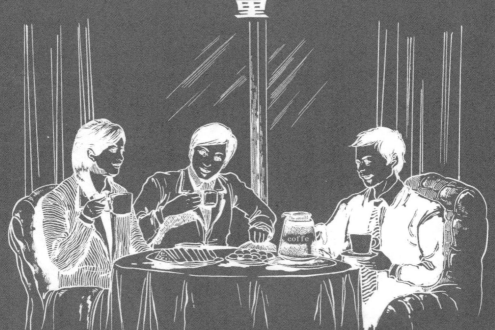

咖啡、酒真的伤身吗？一天喝 8 杯水会比较健康吗？绿茶对减重有用吗？面对这些似是而非的饮品常识，这里将揭露科学研究的结果。

咖啡有害健康吗?

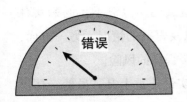

科学证据告诉你:错误

我也搞不清楚为何自己不喜欢喝咖啡。或许是因为印象中,奶奶每天早上总是一面抽烟一面不断喝着廉价的速溶咖啡,让当时还是孩子的我觉得这一切令人作呕。甚至觉得长大了就得这么做的话,还不如一直当儿童吧。

每当我被人发现不喝咖啡,总有些人看着我,彷佛我长了两个头般地奇特。这些年来,我学会了纾解人们的疑惑:解释自己是为了健康不喝咖啡。如此一来,我的偏执反而成了高尚的行为。

很不幸,这个借口再也不适用了。几乎没有任何研究证据显示咖啡对人体有害,老实说,咖啡对身体有益的可能性更大。

科学的验证与研究

咖啡有害健康的恶名一部分来自于早期的医学研究,这些研究显示,饮用爪哇咖啡豆会增加患心脏病和胰腺癌的风险。但是当时的研究并没有把吸烟一事纳入考虑,我奶奶就是喝咖啡必配烟的最佳例子。

近期的几份队列研究在随访了上万人多年之后,发现喝咖啡并不会增加心脏病或卒中的风险,反倒有降低患这些疾病的倾向。喝咖啡的人罹患 2 型糖尿病与痛风的概率也较低。

至于癌症,研究结果显示咖啡并不会增加患癌的可能,甚至可以预防某些特定癌症。咖啡饮用者的寿命也和不喝咖啡的人一样长,或许还更长些。

咖啡对身体健康的种种好处或许和其富含抗氧化物有关。但是其中的咖啡因又是怎么回事呢?咖啡因不可能对身体有益吧?部分医学研究

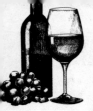

的确表明咖啡里的咖啡因可能造成孕妇流产,但也有些研究得出不同的结论。总的来说,一天一至两杯咖啡(最多200毫克咖啡因)是孕妇的安全摄取量。

一些研究显示,一天三杯左右的咖啡,会造成钙质摄取不足的妇女骨质疏松。有些人饮用咖啡后会有不安、失眠,以及胃痛的情况。另一方面,也有研究证实,咖啡里的咖啡因能降低罹患帕金森症的风险。

对许多人来说,咖啡对健康的最大威胁其实是体重上升。虽然一杯黑咖啡只有2卡的热量,但巧克力脆片星冰乐和其他咖啡调味饮品,却能在不经意间让人身上多出几千克的脂肪。也许我可以换个不去星巴克的新理由:我在节食。

低咖啡因的咖啡还是含有一些咖啡因。研究显示某些低咖啡因的饮料像拿铁,所含的咖啡因和罐装苏打水一样多。

红酒是健康价值最高的酒类吗?

科学证据告诉你:未成定论

常常可以见到以名人命名的红酒。举例来说,"金芬黛艾尔斯布瑞"就取名自波士顿红袜队外场手艾尔斯布瑞。格雷丝酒窖推出过猫王丝绒红酒。市面上甚至还有一款佩琳红酒,只不过酒厂坚持和政治人物同名纯属巧合。

若论谁的名字最适合用来命名红酒,或许该是莫利·沙费尔。1991年,这名《60分钟》的特派记者作了一次报道,认为红酒是法国之谜的答案,解释了为何法国人爱吃鹅肝等高脂肪美食,心脏病比例却偏低。自从被沙费尔描述成强心食品后,红酒销路大开,而且越卖越好。1991年红酒在美国葡萄酒市场的市场占有率只有17%,远不及白酒。到了2009年,红酒已跃升冠军宝座,市场占有率高达47%。也难怪会有莫利红酒。

科学的验证与研究

姑且不论沙费尔的报道是否言过其实,确实有不少研究证据显示,每天适量小酌(一天1—2杯)能降低罹患心脏病、糖尿病、卒中的风险,并降低早逝的概率。但红酒是不是比其他酒类健康,则没有明确的结论。

红酒的好处主要来自于一种存在于葡萄皮中的抗氧化物,叫做白藜芦醇(制做白酒通常使用去皮的葡萄,因此白酒几乎不含有白藜芦醇)。根据动物及试管实验的结果,这种抗氧化物对心血管有益,能够松弛血管、预防血栓,还可减轻炎症。也有研究显示,红酒里的其他物质对心脏也有益处,例如黑巧克力中也有的黄酮醇(请见第四部分—巧克力对健康有益吗?)。

但是其他有些研究认为酒精本身就能增加高密度脂蛋白含量,预防血栓,有益于心脏功能。于是问题来了,对心脏有益的究竟是红酒还是酒精。

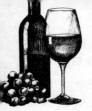

队列研究尚未得出确切的结论。有些报告指出,红酒和白酒都能降低心脏病的风险,啤酒及烈性酒则对此几乎没有帮助;也有些报告认为,只要适量饮用,不管哪一种酒都对心血管有好处。

另外,研究也显示,和其他酒类饮用者相比,饮用葡萄酒的人较少吸烟,饮食习惯比较健康。因此,葡萄酒的各种好处或许也可以归结到饮者本身而非葡萄酒。

只有一件事是确定的,狂饮或饮酒过量(一天超过三杯)都对身体有害。当然,红酒不是药,你没有非喝不可的必要。挑自己喜欢的酒喝就好;不喜欢佩琳红酒没关系,我们还有芭芭拉·史翠珊白酒。至于我,还是乖乖喝我的罗伊·罗杰斯①吧。

葡萄汁也和红酒一样,有松弛血管、增加高密度脂蛋白、预防血栓等益处。但仍不确定葡萄汁是否会和红酒或其他酒类一样有降低心脏病、卒中、早逝等风险的作用。

———————

① 美国牛仔之王,也是一种无酒精调制酒。——译注

酒精会导致乳腺癌吗？

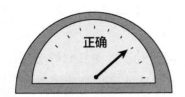

科学证据告诉你：正确

如果要行动起来，响应全国乳腺癌防治月，你应该不会想到喝酒这件事。但是有些酒吧和酒商正试图颠覆这种观念。从美国东岸到西岸，华冠伏特加在各地的餐厅与酒吧赞助了一系列活动，主打粉红鸡尾酒；这是华冠公司"让你的饮料呈粉红色"活动的一部分，旨在呼吁大家重视乳腺癌，并为相关机构募款。

无独有偶，迈克柠檬汁也推出含有酒精的特制粉红系列，部分销售所得将捐给乳腺癌相关运动。在迈克柠檬汁的网站上有许多充满感激的留言，如"真是感谢你们为了抗击乳腺癌而推出这么多粉红柠檬调制酒！"

于是你不禁要问，这些粉红饮品的消费者和支持者到底知不知道极为讽刺的真相：她们买的这些抗击乳腺癌的饮品，可能正是导致乳腺癌的凶手。

科学的验证与研究

过去30年间，共有超过100份病例对照和队列研究在观察饮酒与乳腺癌之间的关联。总的来说，这些研究显示每天至少喝一杯酒精饮品的妇女，不管是啤酒、葡萄酒，还是烈酒，罹患乳腺癌的概率略高于不喝或很少喝酒的女性。喝得越多，患癌症概率越高。

虽然科学家还不能确定真正的原因，但他们推测可能是因为酒精提高了女性体内的雌激素水平，于是增加患癌的可能。另外一项研究则发现，喝酒的人比较容易患激素受体阳性的肿瘤，这也支持上述雌激素的理论。另外一种解释则是，酒精摧毁了体内某些预防乳腺癌所需的养分。

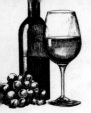

麻烦的是,酒精也对心血管有益处。多项研究都得出酒精能降低心脏病与卒中风险的结论。因此,该怎么平衡酒精的利弊应该视女性个人情况而定。举例来说,一名40多岁并且有乳腺癌家族史的妇女就应该减少酒精饮用量;然而一名70多岁的妇女,心脏病的风险远超过乳腺癌,那么每天小酌一两杯是有好处的。

这么看来,这些推出乳腺癌募款饮品的酒商应该瞄准爱喝红酒的老奶奶才对。或者,干脆举办和运动有关的活动,后者保证能降低罹患乳腺癌的风险。只是我应该没空参加,因为届时我将忙着在家附近的甜甜圈店发起一场糖尿病募捐活动。

比起滴酒不沾,少量或适量饮酒的人更不易罹患阿尔茨海默病,尤其是葡萄酒。

一天至少要喝8杯水？

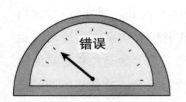

科学证据告诉你：错误

性与水，哪个比较重要？

这可不是什么两性关系大问答，而是来自一份针对1000名妇女的健康问卷调查，请受访者排列各种行为对健康的重要性。结果出乎意料，受访者普遍认为"摄取充足水分"的重要性超过性爱，甚至高于运动。

由此可知一天至少要喝8杯水的概念是如何深入人心。传说中多喝水的好处洋洋洒洒，从改善肌肤到预防癌症都有。但是仔细瞧瞧相关的医学研究，其实很多好处有待商榷。

科学的验证与研究

经常大量喝水的人会说自己是在排毒。但排毒是其他身体器官的工作，包括肾脏，目前没有证据显示水分能提高这些器官的排毒功效。老实说，太多水分反而可能降低肾脏代谢毒物的功能。

有些研究探讨饮水量与膀胱癌的关系，但结果却不尽相同。至于对皮肤色泽的功效，一项小型实验确实发现，饮用两杯以上的水能增加面部肌肤的血液流量；但该项实验却没有断定这种作用能改善肤质。虽然肌肤缺水的确会增加细纹，但并不表示身体水分足够时喝下更多的水肌肤会更好。

所以该如何判断自己是否吸收足够的水分？牛饮派教主宣称大多数人每天摄取的水量都低于标准1夸脱①却不自知。但美国医学会的专家小

---

① 1夸脱≈1.136升。——译注

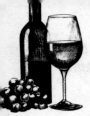

组则表示，人体其实有一套有效提醒自己补充水分的防御机制，叫做"口渴"。该小组认为，多数健康的人通过食物（约占水分摄取量的20%）和饮料，包括咖啡、茶、果汁等，已经摄取了足够的水分。

在几种特殊情况下，额外的水分或许对身体有益处。研究显示，饮用大量液体能预防肾结石患者的结石复发。天气炎热或从事剧烈运动时最好也多补充水分，但是别喝过头了。有些业余运动员参加马拉松之类的耐力运动，在此期间喝下太多水反而导致体内钠含量过低。这就是所谓的低血钠症，有致命的可能。

总而言之，如果你因为觉得对自己健康有益而多喝水其实无妨。只不过要小心自己晚上得起床好几次，打断了调查中排名第一的女性健康行为：睡眠充足。

研究表示，餐前喝两杯水，对中年人及老年人来说，可以减少饥饿感并降低热量摄取，有助于减重。但对年轻人来说可能没有这项好处。

低热量苏打水容易让人发胖？

科学证据告诉你：未成定论

想知道社会观念在过去 50 年间有多大的改变，瞧瞧电视广告就明白了。1960 年代低热量苏打水"泰柏"的广告就是一个经典例子。旋律简单的音乐配上彷佛《周六夜现场》的旁白，广告主旨是鼓励所有女性消费者"成为脑海贴纸"。

想出这个标语的人的意思是，只要女人喝了泰柏就能保持窈窕身材，于是出门在外的丈夫（特别是眼睛不安分的那些）脑海里始终保有她的倩影。"难以忘怀的味道"，一则广告写着，"造就令人难忘的身材"。

很显然，性别意识如此强烈的广告在今日早已行不通。推出类似广告的厂商大概会遭抵制然后关门大吉。但是一直到最近，几乎没什么人质疑过广告中低热量苏打水能阻止体重上升这一前提。现在这套说法即将被推翻，因为有媒体报道，喝低热量苏打水其实可能导致肥胖。

科学的验证与研究

低热量苏打水导致发胖的说法主要来自于好几项队列研究，调查低热量苏打水和体重上升以及其他心脏病风险因素的关系。其中一项研究共随访 3700 名人群长达七八年之久，发现一开始体重正常但喝低热量苏打水的人，比不喝低热量苏打水的人更容易发胖；喝得越多，变得越胖。

当然，仅仅这样并不足以说明两者之间的因果关系。或许这些人是因为发胖于是开始喝低热量苏打水。

要解开谜团，我们需要的是干预性研究，可惜后者的结果令人不尽如意。通常在干预性研究中，实验组对象被要求摄取代糖后和对照组相比，但最后多半无法证实添加人工代糖的食物和饮料会导致体重上升。不过，

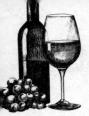

实验结果也看不出食用代糖食品体重会下降。每份报告的结论都不一样，而那些经常被引用来证实代糖好处的研究则是由代糖公司资助的。

简言之，低热量苏打水对体重会产生怎样的影响尚未明确。不过科学家对于低热量苏打水为何令人不瘦反胖还是提出了好几种解释。第一个就是"给我来份巨无霸、大薯条、一杯健怡可乐"误区；人们有意无意地认为自己已经很安分地喝了低热量苏打水，于是放心大吃大喝。

另一种可能则是人工代糖影响了我们的大脑。当人吃下甜食，大脑会自动通知身体已经摄取了新的热量。但是喝人工代糖饮料却不会启动这种机制，因此我们有继续摄取糖分的欲望。于是乎喝低热量苏打水反而让人吃更多。

如果上面的解释为真的，那低热量苏打水还真是"脑海贴纸"。就算喝完了，苏打水还是不断地影响着我们的大脑。不过，我猜应该不会有任何广告提到这件事。

运动饮料经常被误以为是比苏打水更健康的日常饮料。虽然运动饮料的热量比一般苏打水低，但却含有较高的糖分。而且，研究显示，运动饮料对牙齿牙釉质的伤害比苏打水还大。运动饮料里的电解质对从事剧烈运动的人有帮助，一般人其实无此需要。

食物榨汁能得到最多养分吗?

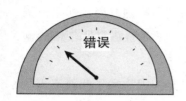

错误

科学证据告诉你：错误

我还记得小时候和我妹妹一边吃着早餐一边看着电视上美国健身教父杰克·拉兰纳的节目。这位已故的健身大师总是穿着一袭紧身衣,谆谆教诲观众均衡摄取营养的重要性。我和我妹妹只觉得他是个怪胎,总是看得哈哈大笑,然后继续吃着我们的甜甜圈及巧克力果塔饼干。

我现在再也不敢笑话他;这位总是神采奕奕,并且活到96岁高龄的男子必定有一套自己的办法。那么他究竟建议大家吃些什么呢? 其中一个重点是,大量的现榨蔬菜及水果汁。拉兰纳甚至用自己的名字推出了全系列榨汁机,广告标语是"杰克·拉兰纳是榨汁神效的活见证"。

蔬果汁当然比苏打水更有营养,而且某些蔬果汁可以很好地提供某些维生素与矿物质。榨汁也是比较容易达到每日建议蔬果摄取量的办法。但是许多蔬果汁信徒还会言之凿凿地告诉你,蒲公英和小麦草汁会补充能量、增加免疫力,并且排除体内毒素;常见的解释是因为消化系统不需要分解食物,所以更容易吸收汁液里的养分,于是机体能获得充分休息和恢复。

科学的验证与研究

听起来真不错,只可惜没什么科学根据。没有证据显示榨成汁的蔬果比未榨汁的蔬果更健康或更营养。我们也无法证明果菜汁能帮助减肥。如果乱喝一通,果菜汁或许还会增肥,因为某些果汁含有较高的热量。例如,8盎司的苹果汁的热量是114卡,但可乐却只有97卡。混合果菜汁的热量或许更高。

另外一个潜在的问题是有些榨汁的水果和蔬菜果糖含量很高。初步

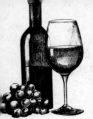
研究显示,大量果糖会导致身体对胰岛素抵抗,而队列研究则发现喝果汁会增加罹患糖尿病的风险。

完整的蔬菜水果有别于果菜汁之处在于前者富含纤维,能减缓身体代谢糖分的速度,并且不会像果汁一样造成身体血糖值剧烈升降。如果只喝不吃,不但无法享有纤维带来的其他好处,也失去了完整蔬果所带来的饱足感,更别提果皮和果浆中一切有益健康的化合物。

如果你喜欢喝蔬果汁,当然可以继续喝。只是别因为喝了汁就不再吃完整的蔬菜水果。也别相信那些广告,以为喝了果菜汁就能变成杰克·拉兰纳;你还得时常上健身房,并且远离甜甜圈与巧克力果塔饼干。

根据公众利益科学中心所做的分析,柳橙汁大抵而言是营养成分最高的果汁;一杯就含有超过一日所需的维生素 C 量,也含有丰富的钾与维生素 B。葡萄柚汁排名第二,只是要小心葡萄柚汁和某些药物的相互作用。营养价值垫底的是苹果汁。

蔓越莓汁能预防尿路感染吗?

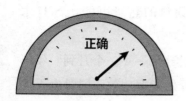

科学证据告诉你:正确

资深记者总难免树立一些敌人。有些记者会激怒政治人物,或者社会名流、商业巨子或黑帮老大。至于我的敌人,则是蔓越莓;说得更准确点,是促销蔓越莓的人。

好几年前,我在一篇报纸专栏上质疑蔓越莓制造商所宣称的种种健康益处。于是,代表蔓越莓商的公关公司(没错,蔓越莓就像其他水果一样有公关公司)写了一封措词激烈的抗议信到报社谴责敝人与拙作。自此之后,每到感恩节吃火鸡时我总会想到这件事,然后害怕有人偷偷在我的蔓越莓果酱里下毒以示报复。

终于,我改过自新的时候到了:经过科学证实,原来蔓越莓汁真的能预防尿路感染。

科学的验证与研究

研究人员在查阅了 10 项随机试验后,认为蔓越莓果汁及其补充品确实能降低反复尿路感染的女性患者复发的频率。其中一项加拿大的研究,追踪 150 例尿路感染女性患者。这些女性经过随机分组后,其中一部分一天要喝三杯蔓越莓汁,并且服用蔓越莓胶囊,其他人则是喝三杯假蔓越莓汁以及安慰剂胶囊,整个试验长达 1 年。研究表明,食用真正蔓越莓的实验组女性尿路感染复发频率确实比对照组来得低。

研究人员的解释是,蔓越莓含有一种叫做前花青素的物质,能吸附大肠杆菌(造成尿路感染的主要细菌),防止这种细菌黏着在膀胱壁上。

目前还不清楚蔓越莓汁是否能预防男性的尿路感染;男性的易感性原

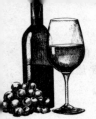

本就远低于女性。也没有证据显示蔓越莓汁对已经发作的尿路感染有治疗效果。

许多人觉得纯蔓越莓汁酸得难以入口。还好,那些加了糖的蔓越莓饮料也有一样的效果。不过要小心,这些含糖饮料的热量可能比苏打水还高。

由于针对尿路感染与蔓越莓汁的研究时间长短不一(一个月到一年不等),因此无法判断要喝多久的蔓越莓汁才会开始发挥功效。同时也无法判断究竟要摄取多少,不过像加拿大组研究那样一天三杯或许是多了一些。

有个经常被提起的顾虑是,蔓越莓汁和抗凝剂华法林会相互作用,增加出血的危险。但是有学者看过研究报告后判断所谓的危险有些言过其实,正在服用华法林的人即使一天喝两杯半的蔓越莓汁也不会有问题。

行笔至此,我想该告一个段落。现在蔓越莓商应该会把我从黑名单上移除,而我也可以安稳地享用一顿感恩节大餐了吧。

蔓越莓汁里的成分除了能预防尿路感染外,还可以降低胃溃疡的风险。研究显示,蔓越莓汁能抑制胃溃疡的主因——幽门螺杆菌,避免杆菌附着在胃壁上。

绿茶有助减重吗？

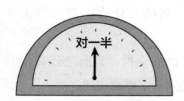

科学证据告诉你：对一半

过去数年内，我见识了许许多多令人质疑的减重产品。例如保证会促进新陈代谢的海藻贴片，宣称戴上让你的身体如同慢跑 6 千米的戒指，还有放在鞋子里会帮助你燃烧热量的鞋垫。

接下来就是绿茶。自从某一本减肥书籍的作者在知名主持人欧普拉的节目上宣称绿茶能快速燃烧体内脂肪，只要不喝咖啡改喝绿茶，就能在 6 周内瘦下 5 千克后，绿茶俨然成了减肥圣品。不过当可口可乐以及雀巢抢搭顺风车，推出号称可以消耗热量的绿茶萃取物饮料时，美国却有 28 个州开始调查是否有广告不实之嫌。最后两家公司决定支付罚锾，同时修改营销口号，强调该款饮品必须搭配运动与饮食才能有瘦身效果。

单看这股热潮就知道绿茶已经超越了减肥戒指和海藻贴片。而事实上，绿茶也的确能帮助身体消耗多余的热量；只不过达不到减肥的程度。

科学的验证与研究

绿茶含有一种称为儿茶素的抗氧化物，后者经过实验证实能够促进新陈代谢以及脂肪消耗。一项针对 10 名男性的研究表明，与单纯咖啡因或安慰剂相比，儿茶素与咖啡因一起服用的确会使受试者在 24 小时内消耗更多热量。

另外也有多项随机试验在研究是否只要摄取含有儿茶素与咖啡因的茶或营养品就能产生减肥效果。当研究人员汇集 13 项类似实验的数据后，发现一般受试者在服用儿茶素与咖啡因约 3 个月后，比服用安慰剂的受试者瘦了 500—1000 克。由于差异不大，研究人员声明"可能无临床相

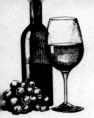

关性"。

目前还不清楚如果摄取时间更长，体重是否会进一步下降或是原地踏步。我们也不知道确切的儿茶素摄取量，因为不同研究中的剂量都不相同。加上实验的受试人群各自不同，所以无法判断对什么样的人效果最佳。

另一个不明之处则是长期服用绿茶营养品的安全性。目前已经有超过 24 个案例表明，儿茶素会对肝脏造成伤害，特别是空腹时服用。

所以，如果想试试绿茶减肥，最好还是喝绿茶饮料，别服用胶囊产品。虽然绿茶会稍微刺激你的新陈代谢，可是别期待绿茶能把你塞进你的比基尼。更别提如果你喝的是绿茶奶昔或星冰乐，这种饮料可以产生 400 卡的热量。与其喝这种加工饮料，不如改用减肥鞋垫吧，至少不会增加热量，走起路来也或许舒服点。

吃饭时边喝红茶或绿茶会降低 50% 的铁吸收量。但只要加点柠檬在茶里就能缓和这种作用，因为柠檬里富含大量维生素 C，能增进铁质的吸收。

第六部分

你吃的是「维生素」

还是「化学品」

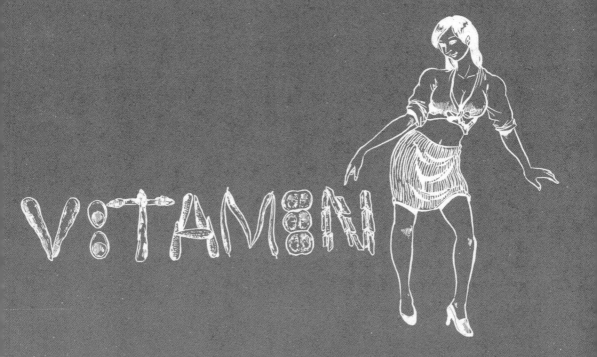

VITAMIN

维生素听起来似乎就是有益健康的好东西,复合维生素 B 能带来活力,维生素 C 能预防感冒,综合维生素可全方位补足人体所需。但你知道吗? 科学对这些有不同的看法。

维生素 C 真的能抗感冒吗？

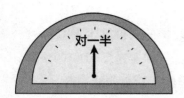

科学证据告诉你：对一半

很多人发誓服用维生素 C 药丸可以预防感冒，我的母亲也是其中一员。荣获两次诺贝尔奖的著名科学家莱纳斯·鲍林在 1970 年代通过通俗读物倡导这个想法。现在，我不想养成反驳杰出科学家的习惯，或更糟的是，跟我的母亲唱反调，但在这种情况下，我必须要这样做。经过几十年试图找到证据的研究，我们最多只能说，维生素 C 对一小群人有效，对感冒症状只有轻微效果。

科学的验证与研究

在循证医学评论组织提出的一篇评论中，评估各种治疗方法的科学证据，研究人员从多达 11 000 多名受试者参与的针对维生素 C 的 29 个临床试验汇集数据。他们发现，每天服用 200—2000 毫克维生素 C 的受试者，和那些服用安慰剂的受试者罹患感冒的概率是一样的。但是有一个例外，对于滑雪者、士兵和马拉松选手，那些身处在极端环境或把自己体能推向极限的人，维生素 C 显然降低罹患感冒的一半风险。

那么关于维生素 C 对症状的效果呢？定期服用维生素 C 的成年人感冒时间较短，平均而言缩短了 8% 时间。对于儿童而言，则缩短了 13%。虽然这可能听来令人印象深刻，但要记住典型的感冒会持续 10 天，所以算起来总计缩短约一天的时间。

在觉得生病时就开始补充维生素 C 的受试者也没有感到这样有帮助，除非他们服用 8000 毫克高剂量维生素 C。这远超过成人安全剂量 2000 毫克上限。除此之外，过量的维生素 C 会引起恶心、消化不良、腹泻和肾结石。听起来就是特效药要比疾病本身更糟糕。

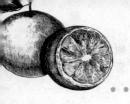

只要你不服用过量,没有证据显示服用维生素 C 有害。但要记住,身体一次只能吸收大约 500 毫克的维生素 C,而不能吸收的都会被排泄出去。这意味着,如果你依照典型服用剂量为每日 1000 毫克,你最好分次服用。否则,就可能会浪费你的健康投资。

说到花费,要谨防那些承诺提供额外免疫防护的高价维生素 C 品牌。他们所谓能抗感冒的暗喻,既未明确说明这一点,又回避违反 FDA 的法规。事实是,没有直接证据可证明这些产品比普通维生素 C 更能抗感冒。

当然,摄取维生素 C 最好的方式是遵循一些我们早已知道的建议:多吃水果和蔬菜。这也是我无法跟母亲争辩的建议。

有证据表示,另一种治疗感冒的常见药物——锌,可能有效。循证医学评论组织发现,在感冒早期症状出现的 24 小时之内服用锌,可减少感冒的严重程度和持续时间。然而,锌含片会引发恶心,而我们尚不清楚何谓最佳类型的锌或最理想的锌摄取量。

大多数人需要更多的维生素 D？

科学证据告诉你：未成定论

对于记者们而言，有时会感到惊讶：是什么激怒了读者？举例来说，2010 年一篇《纽约时报》的文章，引发超过 300 篇的网络评论，其中许多是愤怒的回应："给你喝倒采，嘘你"、"够荒谬绝伦"、"超级劣文"、"愚蠢、虚伪、满篇谎言"都是典型的回应（当然，还有必备的"这记者应该马上被辞退"）。

这次激怒网民的并不是堕胎、中东或联邦赤字的议题，而是关于维生素 D 的研究。这篇科学报告，由美国医学研究所召集专家组成的专门小组发表，公然反驳我们再三听到的建议——多数人需要更多的维生素 D 以预防一系列的状况。

事实上，许多研究确实表明，维生素含量较高可能更有益。但维生素补充剂的历史，如维生素 B、维生素 C、维生素 E 和 β-胡萝卜素（最初被誉为救命丹，但后来临床试验证明无效甚至可能有害）提醒我们，在更多证据出现前，有必要保持一份警觉心。

科学的验证与研究

医生们早就知道，缺乏维生素 D 会导致佝偻病以及儿童的骨骼疾病。随机试验证明，每天摄取约 800 国际单位（IU）的维生素 D（目前针对 70 岁以上老人的建议）能够降低老人骨折和跌倒的风险。

至于其他益处，这项研究就没有那么确凿。例如，队列研究已发现，血液中维生素 D 含量太低与心脏病和心血管疾病死亡的风险较高有关，但缺乏相关的随机研究，而少数已进行的研究并未表明，维生素 D 补充剂能预防心脏病或卒中。

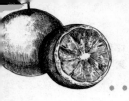

至于与癌症的相关性，相关科学信息也同样不完整。病例对照研究和队列研究发现低量维生素 D 与罹患大肠癌风险增加有关，但到目前为止，并没有大规模临床试验证明维生素 D 可预防这些疾病。有一项随机研究显示，服用维生素 D 和钙质的女性罹患乳腺癌风险较低。但是在队列研究中，通常维生素 D 和钙质与降低罹患乳腺癌风险并无相关性。

其他的研究提出了维生素 D 可能降低多发性硬化症、糖尿病以及早逝的风险。但是维生素 D 也有其潜在黑暗面：研究表示，服用高剂量维生素 D 的人罹患前列腺癌与胰腺癌的风险也增加。

那最佳的摄取剂量是多少？美国医学研究所专家小组得到的结论是，每毫升血液浓度中含 20 毫微克（ng/ml），这是现在大多数人都能达到的阈值，就足以保护骨骼，但没有足够的数据能证明其他可能的益处。其他科学家则认为黄金数字是 30 毫微克，或者更高，若要符合这个标准，大多数人需要额外补充维生素 D。

其他达成广泛一致的看法包括：非洲裔美国人中的老年人、肥胖者或缺乏日晒者，可能需要补充维生素 D。因为他们的身体较少合成需要通过皮肤日晒制造的维生素 D。食物方面，鲑鱼、鲔鱼、牛奶和柳橙榨汁都是维生素 D 的来源，但很难仅通过饮食就得到足够的量。

如果你想两者兼顾而服用维生素 D 补充剂，遵循推荐的每日剂量（即便超出推荐剂量数倍）看来是安全的。这对于那些气呼呼的《纽约时报》读者倒是好消息，其中许多人坚持无论如何他们会继续服用维生素 D，因为他们坚信它有益处。太糟糕了，还没有出现克服过度自信的补充剂。

维生素 D 补充剂可以由两种不同形式来制造：维生素 D_2（钙化醇）和维生素 D_3（胆骨化醇）。维生素 D_2 来自植物，而维生素 D_3 则由我们的身体所产生。虽然两者常被认为效果一样，但最近的研究指出，维生素 D_3 比维生素 D_2 能更有效地提高血液浓度中的维生素 D 含量。

B 族维生素能带给你能量?

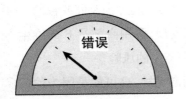

科学证据告诉你:错误

在 1950 年代经典情景喜剧《我爱露西》中,有一集露西出现在广告中推销名为"维他肉蔬"的饮料。"你累了吗? 精疲力竭又无力?"她问道。"你在聚会时感到无精打采?"这也是美国营养补充品制造商巨力多的起飞点,在 1950 年代,巨力多大力推广大量 B 族维生素和其他营养品。"如果你觉得疲倦,无精打采又虚弱,"广告旁白说道,"试试巨力多,你马上会觉得好多了。"

维他肉蔬和巨力多无疑呼应了当代广告中的"能量"饮料,这类维生素补充剂和其他承诺让你振作的产品。就像老巨力多,他们往往含有高剂量 B 族维生素,有时高达每日推荐量的百分之 2 万(不,这不是打错字)。制造商号称这些维生素产品"有助于产生能量"和"在能量代谢过程中发挥重要作用"。

虽然严格说来这没有错,但也是误导。我们是需要一定的 B 族维生素来将食物转化为能量,但这种"能量"是用来启动机体细胞运作,而不是那种让我们感到精力充沛,或能够一跳飞跃上高楼的能量。

科学的验证与研究

我们可以在各种食物中得到 B 族维生素,从豆类、香蕉到谷物。虽然有些老年人因不易吸收维生素 B_{12} 而需要补充剂,但通过正常的饮食,我们大多数人很容易得到足量的维生素 B_{12} 和其他 B 族维生素,如硫胺素(维生素 B_1)、核黄素(维生素 B_2)、烟酸(维生素 B_3)、维生素 B_6 等。

并没有证据表明摄取超过日常需求量能改善你的体能或精神。有些研究发现,让营养已足够的运动员摄取 B 族维生素并不会提高其成绩。同

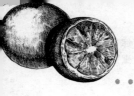
样地,对 14 项随机研究的分析表明,补充维生素 B_6、维生素 B_{12} 和叶酸(维生素 B_9)并不会改善心智功能。

大部分多余的 B 族维生素只会通过你的身体排进了马桶。但摄取某些高剂量的 B 族维生素如维生素 B_6、烟酸和叶酸会引起神经及肝或肾的损害。一项针对罹患肾脏病的糖尿病患者的研究发现,服用高剂量 B 族维生素会恶化患者的肾脏问题,并增加心脏病发作和卒中的风险。

如果 B 族维生素的饮料和补充剂确实能刺激精神,这可能是因为他们往往含有另一种成分:咖啡因。有时它是以物质形式出现,如瓜拿纳,一种含高咖啡因的热带植物种子。

在那集《我爱露西》中,维他肉蔬原来含有 46% 乙醇(老巨力多配方含有 12% 乙醇),在广告排练时吞下一匙又一匙后,露西喝醉了。现代版的情节会是她喝下许多能量饮料后,因为高咖啡因而精神高涨,只是这似乎并不太好笑。

混合能量饮料与酒精的做法在大学生间蔚为风行,但是这会让人们低估了酒精中毒及伤害程度。因为这种混酒方法比单纯喝酒更增加了伤害的风险。

烟酸能改善胆固醇水平?

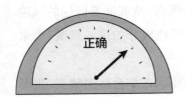

科学证据告诉你:正确

　　如果 B 族维生素的烟酸有自卑感,这不难理解。在最近几年,其迷人的堂兄弟维生素 C、维生素 D 和维生素 E 都因宣称有救命效果而上了头条新闻,而烟酸以不那么值得称道的效果而闻名:用来掩饰非法使用毒品。网络上广为流传的说法是,烟酸可以帮助大麻和古柯碱吸食者清除体内附着物质从而通过药物尿检。

　　事实证明这个不合理的宣称是假的,但另一种通常与维生素有关的说法是:烟酸可以改善胆固醇数值,这是真的。不像其他那些经常名不符实的维生素,烟酸实际上已被证明可以拯救生命。

科学的验证与研究

　　烟酸的学名为维生素 B_3,早就被认为能降低血液中低密度脂蛋白和甘油三酯。但烟酸因能改善胆固醇而享有的名声来自于大量的临床试验,它能够提高多达 35% 的高密度脂蛋白,这是任何胆固醇药物所无法比拟的。

　　虽然一项大型试验发现,烟酸联合降胆固醇药物后,在预防心脏病发作方面并不比单独服用药物本身更有效。但是其他的随机研究结果表明,服用烟酸可降低心脏病发作和心脏病患者早逝的风险。

　　要获得这些益处,你不能只是吞复合维生素或吃富含烟酸的食物,如鸡胸肉、牛肝还有花生等。我们谈的可是非常高的剂量,一天高达 3 克,这比每日推荐用量高出 200 倍。

　　摄取这么高的剂量,会引发一些令人不愉快的不良反应,包括皮肤发红(灼热、刺痛与泛红),还有头痛、头晕与胃部不适。更严重的是,可能会

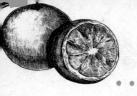

导致肝损伤。

所以事先服用阿司匹林可降低皮肤发红症状。要达到这一目的还可以逐渐增加剂量,并且用控释片,因为这能减缓维生素 B_3 的吸收速度。然而,这种形式的烟酸(有时也被称为定时或控释药物)造成肝脏问题的风险较高。你也可以找到"不泛红"的补充剂,但其活性成分如聚六烟酸,尚未被证明可以改善胆固醇含量。

高剂量的烟酸并不需要处方即可获得。即使你在柜台就可购买,重要的是要遵循医嘱来使用。否则,你可能会像那些试图以服用烟酸躲过药物检测,但却出现危及生命的不良反应而被送进急诊室的瘾君子一样。这或许是烟酸反击那些误用被低估营养成分者的方式,你可能也会这样说,这是维生素版本的复仇记。

高剂量的烟酸会提高血液中的半胱氨酸浓度,当它升高时可能会增加心脏病的风险。相比之下,其他 B 族维生素(维生素 B_6、维生素 B_{12} 和叶酸)会降低半胱氨酸含量。然而,尚未证明服用这些维生素可以预防心脏病发作或卒中。

抗氧化剂对眼睛有益?

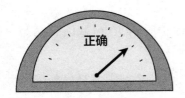

科学证据告诉你:正确

就像吸血鬼一样,有些营养神话很难赶尽杀绝。

一个是吃胡萝卜会增进你的视力。在第二次世界大战期间,英国军官助长这起谎言,因为他们解释这是英国皇家空军能成功击落纳粹轰炸机的原因。英国飞行员据说拥有非凡的夜视能力,来自于大量食用胡萝卜。结果发现,编造这个故事是为了不让德军发现英军超凡技能的真正原因:新雷达技术。

这是真的,缺乏维生素 A(例如人体可从胡萝卜和其他食物摄取到的 β-胡萝卜素,可以分解为维生素 A)会损害视力。即便你摄取足够的维生素,如同大多数美国人通过正常饮食所获得的那样,胡萝卜也并不会加强你的视力。但是,胡萝卜神话还是活灵活现,现在它还有一个同伴:β-胡萝卜素和其他食物及补充剂中的抗氧化剂有助于改善眼睛问题。我很乐意说我们并不需要花力气去驳斥这个说法,实际上真有其优点。

科学的验证与研究

最有力的证据是与年龄相关的黄斑变性,它是致盲的主因。在一项由美国国家眼科研究所资助的随机试验中发现,罹患中度或高度黄斑变性并摄取高剂量抗氧化补充剂的受试者(包括维生素 C 和维生素 E、β-胡萝卜素,还有锌),与同时摄取安慰剂的受试者相比,更不易出现视力减退和症状加重的情况。

然而,该研究还发现,抗氧化剂并没有预防或延缓白内障恶化的效果。虽然大多数其他含有补充剂的白内障试验结果同样令人失望,但把重点放

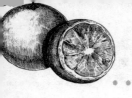

在食物上的队列研究获得了更多的阳性结果。总之，这些研究指出，饮食中富含维生素 C、维生素 E 和 β-胡萝卜素的人，白内障恶化的风险也较低。这也适用于那些摄取大量叶黄素和玉米黄素的人，这两种抗氧化剂遍布于绿叶蔬菜类如芥蓝、菠菜和羽衣甘蓝。

科学家推论，抗氧化剂通过清除自由基来保护眼睛，自由基因日晒与吸烟（和其他事物）而产生，并造成眼睛伤害。

虽然没有证据显示食物中的抗氧化剂有害，但补充剂则又是另外一回事：β-胡萝卜素与吸烟者罹患肺癌的风险增加有关，而维生素 E 又与心血管疾病高风险人群的心脏衰竭有关。更何况，β-胡萝卜素和维生素 E 补充剂已被认为与早死概率略微提高有关。

除非你有黄斑变性而且现阶段已确认服用补充剂是有益的，否则最好还是从富含抗氧化剂的食物中摄取，如：香瓜、橘子、杏仁、甘蓝，还有胡萝卜。只是不要指望它们能帮你在黑暗中看清楚敌军战斗机。如果这是你的目标，可能最好向吸血鬼咨询，我听说它们有极佳的夜视力。

吃大量的胡萝卜、甘薯，或其他含大量 β-胡萝卜素的食物会让皮肤带橙黄色。但是这并没有危险性，所以也不需要刻意减少摄取量。

复合维生素有益健康？

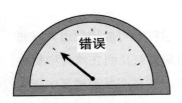

科学证据告诉你：错误

这是不是很棒的交易：只要每天花几块钱，就可以买到一份从换油到车身损害全包的汽车保险！听起来不错！那只要在这里签字。什么，你对我们公司几乎从来没有理赔过感到疑惑？不要担心，即便你听说过关于本公司认可的汽车商店会偷客户汽车毂盖的谣言，不要管它，反正没有人能证明……至少现在还没有。

除非你是会听信要求你转发银行账户信息电子邮件的人，要不然你大概会对这个交易避之不及。然而，这就像我们和复合维生素的关系，数百万人不带疑虑地服用它。

复合维生素被公认是在营养摄取不平衡的情况下，维持健康的保险方法。问题是，这个方法从未被确切证明对大多数人有益，而且它可能还会造成伤害。

科学的验证与研究

虽然一些研究已发现，服用复合维生素与降低罹患心脏病或癌症风险有关，但大多数队列研究结果却未发现这一益处。例如，在精心设计的妇女健康倡导研究中，随访16.2万名停经妇女长达8年后，发现复合维生素服用者罹患心脏病、卒中、癌症或早逝的风险并没有降低。

美国国立卫生研究院任命的专家小组查阅随机试验的数据后，得到的结论是相关证据不足以建议成年人服用复合维生素来预防癌症和其他慢性疾病。一些针对老年人的临床试验也指出，维生素不会减少感冒或其他感染的概率。

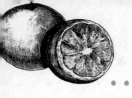

至于可能出现的风险,一项发表于《国家癌症研究所期刊》的大型队列研究结果发现,每周服用复合维生素超过 7 次的男性,要比未服用者更有可能出现前列腺癌恶化及死于该病。其他的研究也认为服用复合维生素与前列腺癌相关。

而一些研究提出,复合维生素成分之一的高量叶酸可能增加患乳腺癌的风险。一些科学家担心把复合维生素所含的剂量与我们在饮食中摄取的量相加时,可能足以危害健康——美国所有富含谷类产品都被要求强化添加叶酸以防止先天畸形。

这方面的证据尚称不上确切,但它提醒我们不该孤立地看待复合维生素。从谷物到果汁的许多食物都含有营养成分,基本上这已使它们有维生素补充剂的效果。缺乏维生素和矿物质的确会对健康构成威胁,但过度摄取也会有危险。如果我们不够小心,服用复合维生素会让我们得不偿失。

那些特别需要补充营养的人,如素食者、低热量饮食者,以及怀孕妇女或备孕的女性,对复合维生素的需求是有道理的。但没有任何保险可以弥补不良饮食的缺点。如果你相信有这种事,我有一份完美的住房保险要卖给你,它提供了涵盖到世界末日发生的全部理赔。不论条件!

谨防标榜具有特殊益处的复合维生素,如提高免疫力、增进减肥效果或有益于心脏。这种宣称是没有科学背书的销售噱头。在某些情况下,含添加成分的产品(如宣称银杏有益于记忆力)的有效性未经证实或因剂量太低而无效。而有些复合维生素则基于有限证据来过度强调特殊维生素成分的效果。

结语

破解饮食及营养主张的十个法则

无数的食物与营养主张会让人无所适从。记住以下十条法则将会使你较得心应手,让你能专注于真正重要的事物上。

法则 1:不要迷信特定的食物

小心那些看似神奇的"超级食物"、"你必须要吃"等字句,或是强调你永远不应该接触的"有毒"食物名单。与其担心如何将一种或其他食物加进你的饮食,不如把重点放在个人的整体饮食模式上。它应该包括大量蔬菜、水果、全谷类、鱼类、豆类、良性脂肪和数量有限的精制碳水化合物、垃圾食品、红肉与反式脂肪。

法则 2:超越狭隘的食物分类

许多饮食书籍和食品权威特别强调一两种成分,如热量或碳水化合物,而无视其他重要成分如纤维、钠或反式脂肪。即使汉堡包的热量低于色拉,也不一定表示汉堡包就是更好的选择。同样,添加维生素的水果调合饮料或谷片也不代表它们就是健康的。重要的是整体营养价值,你可以

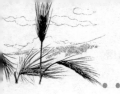

从像 NuVal① 这样的食物营养成分评分系统获得相关信息。该系统通过 30 种以上要素的标准来评量食物的健康完整性。

法则 3：忘记流行的减重饮食

许多的减重计划都保证能快速轻松地减少体重。但从长远来看，它们很少有效，约有 95% 的节食者最终还是胖回来。与其寻找让人变瘦的秘密（这种东西并不存在），还不如试着吃得健康一点，并注意你吃下多少，再结合运动，如此不但可以防止体重增加，最终也会产生减重的效果。而且不像节食，这是你可以长期维持的饮食—运动方式。

法则 4：了解维生素片的局限性

虽然维生素和矿物质补充剂可以帮助弥补营养成分的不足，但它们通常无法预防疾病、提高精力或改善你的整体健康。营养补充剂比食物所含的综合营养成分要少很多，且食物所含的多种营养成分会以复杂多元的方式相互作用，同时也会与其他食物起作用。结论是，维生素片无法弥补不健康的饮食，而且如果你摄取过多特定营养成分，反而会对身体造成伤害。

法则 5：忽略食品包装和广告中的健康宣言

一些健康宣言，例如有关钠和高血压的已被 FDA 正式批准，但大多数健康宣言都还没有。厂商利用可钻漏洞且模糊的宣传语言来促销产品，如"有助于维持健康的胆固醇量"或"有助于维护健康的免疫系统"。因为这些用语并未清楚点明食物有预防或治疗疾病的功效，尽管任何正常人都会如此去推断，但厂商不需要提供任何证据就可以达到使消费者意会的效

---

① 此为美国耶鲁大学预防研究中心主任戴维·卡茨博士所设计的营养评分系统，评分越高表示越好，全美约有 500 家超市采用，在食物上标示 NuVal 值，方便消费者辨识与选购。——译注

果。而且对于诸如全天然、低糖、用全谷物或真正水果制造……等常用却还没有严格定义的词汇，我们几乎无法区分这是厂商合法还是误导的宣言。最好的办法是不要相信这些宣言，要通过阅读食品包装上的营养成分表去了解信息。

法则6：不要受名人影响

有不少艺人出书推广特殊饮食疗法，而媒体经常报导名人的饮食"秘密"。相信那些苗条迷人又美丽的人谈的不错，但名人的名气和容貌并不表示他们也是营养和健康权威。虽然名人可以列举出研究和所谓的专家来佐证，但他们倡导的饮食方法可能毫无科学依据，甚至有潜在危险。正如你不会期望营养专家为你带来娱乐，你也不应该期望艺人给你营养建议。

法则7：转发电子邮件之前先验证

绝大多数有关食物与营养的电子邮件，都是未有定论或完全不实。如果有人转发给你一封电子邮件，里面声称芥花籽油有毒，或芦笋能治疗癌症，不管它们听起来有多科学，请勿轻易相信。请在有信誉的网站如Snopes. com 或 Urbanlegends. about. com 上进行查证。转发未经证实的传言只会助长炒作误传并带来困惑。

法则8：不要受单一研究的影响

当你读到有关最新研究的新闻报道，不要因此马上跳到结论。记得它只是整个拼图中的一小块，最重要的是全景，科学家们称之为全部证据。要查证可信的科学概述，可利用在线资源如哈佛大学公共卫生学院的"营养源"（Nutrition Source）网站，或是"营养行动健康通信（Nutrition Action Health Letter）"和"塔夫斯健康与营养通信（Tufts Health & Nutrition Letter）"，以及"伯克利健康通信（Berkeley Wellness Letter）"或到 www.

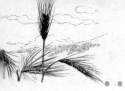

pubmed. gov 网站自行查询研究。

法则 9：学习如何面对饮食的灰色地带和变化

　　我们都想要黑白分明的答案，但当谈到饮食与健康时，我们并非永远都可能得到这样的答案。如何处理与区分不同深浅的灰色地带？能理解不同研究如何进行会使区分容易得多。此外，要认识到科学信息并非一成不变，它总是在不断进步。这表示随着科学家知道的更多，其建议也会改变。不要因此事而感觉受挫，相反地，拥抱改变，并随之调整你的饮食习惯。

法则 10：享受食物

　　正如我在本书开头所说的，所有关于我们应该吃或不该吃哪些食物的告诫，会让饮食变成令人紧张的苦差事。但其实大可不必如此，就让科学成为你的指导，去专注于最可信与最相关的信息，并忽略其他无用的信息，这样一来，你会觉得轻松许多。遵循可信的营养建议对健康很重要，但它不需要破坏你的晚餐。祝你胃口大开！

致谢

有些事第二次做时比较容易,对于我而言,写书正好是其中之一,多亏有这么多人的协助。

我的文稿经纪人林恩·约翰斯顿,提供了如何将概念变成一本书的重要指导。虽然"杰出"是一个经常被随意使用的字眼,但它绝对适用于形容林恩。她总是提出精准的见解和意见。

我也同样感谢我在佩礼集出版社的编辑梅格·莱德。她在出版过程中熟练地指导我,并耐心回答我源源不断的问题和所关心之事。她精辟的评论完善了我的手稿,而她可靠的专业精神与愉快态度,使与她共事成为一种享受。

我还要感谢我优秀的研究助理们,玛拉·贝奇、金伯利·霍兰和妮科尔·费林·霍格瓦克,她们的帮助是不可缺少的。她们比我自己还要更熟练和有效地找出任何我需要的数据。

我在 Everwell 网站的同事们,肖恩·凯利、米亚·丹杰菲尔德、安德鲁·斯普扣特以及汤姆·莫里斯,提供了从选词到封面设计一切相关的宝贵意见。我也要特别感谢肖恩在我思路不顺时,以他的独创看法和有用信息来帮助我。

我的好友和商业伙伴洛伦·戈德法布提供了他创造性的看法和直率建议。我的阿姨多丽丝·卡利夫热心推广我的上一本书,这次甚至在我开始动笔写作前,她就已经在帮忙宣传新书了。

我也非常感激德布拉·卡利夫、爱德华·费尔森塔尔、戴维·卡茨、莉萨·莉莲、卡罗琳·奥尼尔、乔纳森·林格尔、埃米莉·韦弗、德布·魏斯

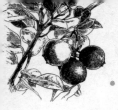

哈尔、阿曼达·沃尔夫,他们花时间阅读我的手稿或和我讨论手稿内容,并提供宝贵的反馈意见。

我的母亲斯科蒂,设法读完书里每一部分的数份草稿,她给予称赞(如你对一位母亲所能期望的)以及具建设性的批评。自从我9岁时她鼓励我在儿童杂志上发表故事后,她便是我的头号编辑和拉拉队。我永远感激她与爱她。

责任编辑　吴　昀
装帧设计　杨　静

"让你大吃一惊的科学"系列丛书
谁说咖啡有害健康
　　　——专家告诉你 64 个饮食真相

【美】罗伯特·戴维斯(Robert J. Davis)著
陈松筠　黄燕祺　译

出版发行　上海科技教育出版社有限公司
　　　　　（上海市闵行区号景路 159 弄 A 座 8 楼　邮政编码 201101）
网　　址　www.sste.com　www.ewen.co
经　　销　全国新华书店
印　　刷　天津旭丰源印刷有限公司
开　　本　720×1000　1/16
字　　数　147 000
印　　张　10.5
版　　次　2015 年 8 月第 1 版
印　　次　2022 年 6 月第 2 次印刷
书　　号　ISBN 978-7-5428-6291-4/N·951
图　　字　09-2013-240 号
定　　价　40.00 元